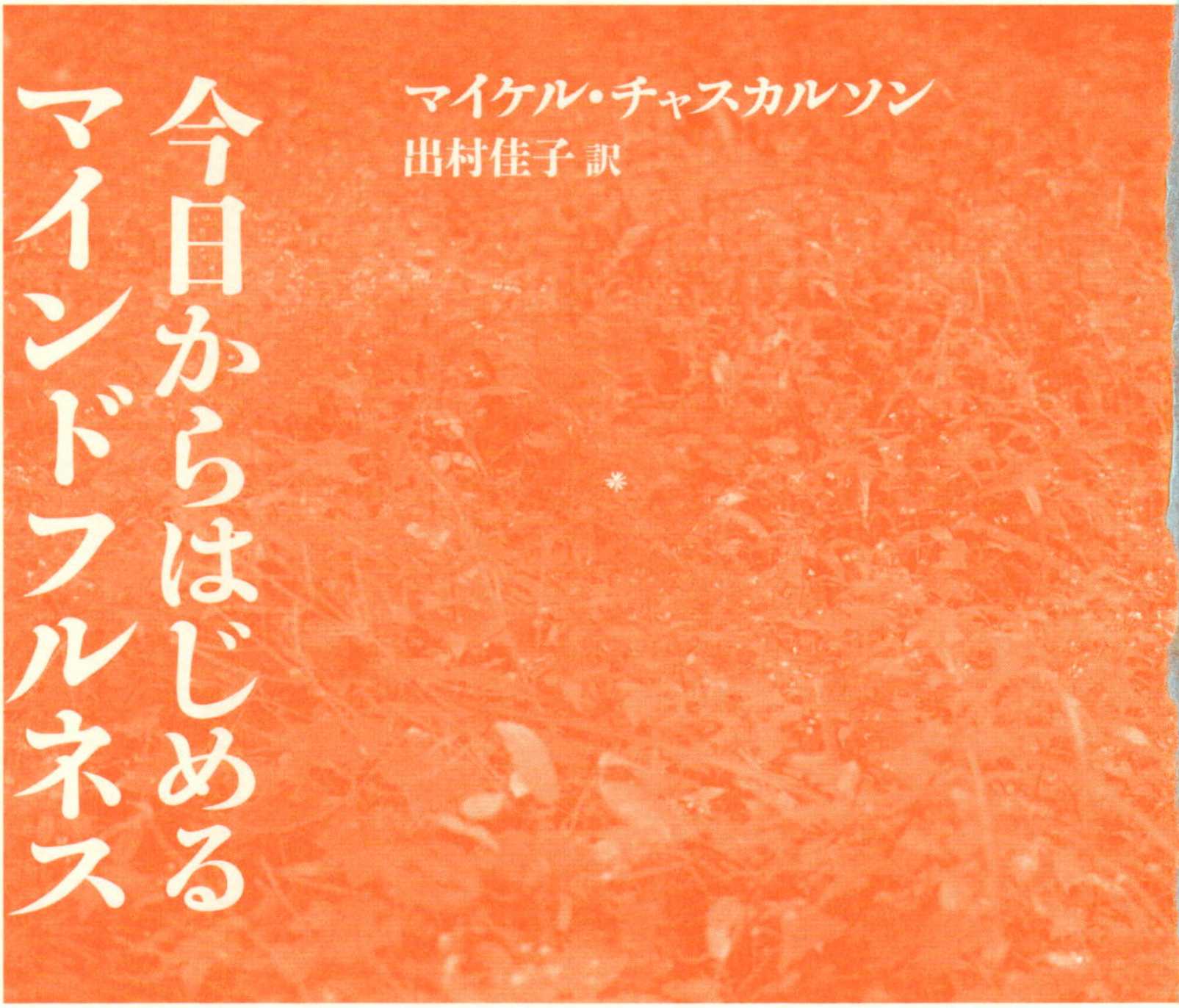

今日からはじめるマインドフルネス

心と身体を調《ととの》える8週間プログラム

マイケル・チャスカルソン
出村佳子 訳

春秋社

今日からはじめるマインドフルネス——心と身体を調《ととの》える8週間プログラム

目次

はじめに……3

第一週　自動操縦と気づき……41

第四週　「反応」から「対応」へ……175

第六週　思考と感情は心の現象……241

今日からはじめるマインドフルネス——心と身体を調《ととの》える8週間プログラム

はじめに

注目されるマインドフルネス

私が初めてイギリスでマインドフルネスを実践したのは一九七〇年代でした。当時マインドフルネスという言葉は、アジア以外の国の人にとってほとんど聞いたことのない言葉でしたが、現在ではいたるところで耳にします。

アメリカの有力誌『ＴＩＭＥ《タイム》』がその表紙を飾りました（「マインドフル革命」二〇一四年）。アメリカやイギリスの国会議員はマインドフルネスを推奨し、多くの場で一般講座が開かれています。子どもや若者向けのプログラムが広がりつつあり、一流企業では社員研修プログラムにマインドフルネスを取り入れています。科学者は、その効果を調査します（マインドフルネスのテーマに関する審査付き学術論文が毎月四〇本ほど発表されています)。イギリス国民健康保険(National Health Service)に適切な治療法を助言するイギリス国立医療技術評価機構(National Institute for Health and Clinical Excellence)は、(うつ病など)特定の症状の有効な治療法のひとつとして、八週間のマインドフルネス・コースを推奨しています。

ほぼ毎週刊行される主な雑誌や新聞などには、マインドフルネスとその明らかな効果についての記事が掲載され、さらにマインドフルネスに関する本は次々に出版されています。

実践の手引書として

マインドフルネスについて「読む」ことと「実践する」こととは、まったく異なります。本書は皆さんがご自分で実践できるようサポートすることを目的に構成されています。本書を、マインドフルネスを自分で実践し、体系的に学ぶための手引書として使うこともできますし、指導者のもとでおこなう八週間マインドフルネス・コースの補助として使うこともできます。また、マインドフルネスとはどのようなものかを見いだし、その理論と実践法を自分で試してみるために使うこともできるでしょう。

この本は、広く知られ、深く研究されている二つのマインドフルネス・アプローチ「マインドフルネスストレス低減法（Mindfulness-based stress reduction：MBSR）」と「マインドフルネス認知療法（Mindfulness-based cognitive therapy：MBCT）」を効果的に統合した八週間のマインドフルネス・コースで構成されています。読むだけでなく、一定期間にわたってある程度実践することで、最大限の効果が得られるでしょう。マインドフルネスを少しでも体験できるよう、本書を役立てていただければ幸いです。

本書は、皆さんが具体的に――できるだけ体験しながら――使っていただくことを目的にしていますが、ところどころにマインドフルネス・トレーニングの効果に関する科学的な研究結果を紹介したり、アプローチの根底に流れている理論を述べたりしています。これはどれもマインドフルネスの「実践」をサポートし、理解を深めるために紹介しているものです。

実践しないかぎり、マインドフルネスの真の価値は見いだせません。ひとりひとりが自分で実践しなければならないのです。実践することでしか、それがもたらす真の価値には気づけず、十分な効果も得られません。マインドフルネスの効果は本当にすばらしく、そのためあらゆる領域で幅広く利用されているのです。

私に関して言えば、さまざまな場でマインドフルネスの指導にあたっています。ロンドンをはじめ各地で同僚とともに自己登録の八週間コースを担当したり、銀行、ＩＴ企業、報道機関、金融・専門サービス会社、イギリス国民健康保険など多くの組織で、本書で紹介しているようなプログラムを提供しています。大人数のグループのときもあれば、一対一のセッションのときもあります。グローバルな大規模組織の幹部たちに教えることもあれば、学習障がいのある方と種苗店のスタッフたちに葉や土が散らばる部屋でセッションをおこなったこともあります。八週間のプログラムを本格的にフルでおこなうときもあれば、短縮するときもあります。

リーダーシップコースから一般向けコースまで幅広く担当していますが、どのような場合でも、取り組み方の基本的な前提は同じです。「自分の〝心〟と〝心の状態〟に巧みに取り組むこと」です。このようにして、自分も、周りも、よい方向に進んでいくのです。

私はこれまで四〇年ほどマインドフルネスを実践し、多くの時間を指導に費やしてきました。その経験から、はっきりお伝えすることができます――マインドフルネスは効果がある――と。

本書の使い方

本書の中心は、八週間のマインドフルネス・トレーニングです。各章には、その週でおこなうマインドフルネスの実践法が紹介されています。実践は積み重ね式で、順番に、週ごとに進めていきます。本書はコースの中心となるメインの内容と特集から構成されています。特集は――実践・宿題は別にして――メインの内容を補足し、理解を助けるもので、特徴別に次の五つに分けられています。

・**実践**：コースに欠かせない実践法（瞑想法）とアドバイス
・**理解**：コースに関連する知識
・**宿題**：その週におこなう自宅での練習、ホームワークの説明
・**参考**：役に立つ資料やデータ（ただ実践するうえでは必ずしも知らなければならないものではない）
・**逸話**：要点の理解を深めるための詩や物語

自宅練習（ホームワーク）

自宅練習には二種類あります（ホームワーク（1）と（2））。「ホームワーク（1）」は、よく知られているMBSRとMBCTに基づいたもので、毎日少なくとも四〇分間の練習をすすめています。マインドフルネスの受講後に心身に大きな改善が示された方のほとんどが、このMBSRやMBCTの自宅練習に類似する自宅練習のプログラムを実践していることが、研究結果からわかっています。

もし本書を、八週間のクラスに参加しながら補助として使う場合には、「ホームワーク

（1）」をおこなうとよいでしょう（ただ講師の指示を優先してください）。といっても、自宅で一日四〇分間実践することはたいへんなものです。グループのサポートがない場合はとくに困難でしょう。その場合は、「ホームワーク（2）」を実践してみてください。これは毎日ほんの二〇分間だけですので、クラスに参加するのがむずかしく、ひとりでマインドフルネスを実践したい方には取り組みやすいでしょう。自宅練習のやり方は、各週の終わりに「ホームワーク（1）」と「ホームワーク（2）」として説明しています。

最後に、クラスに参加しながら本書を使う場合には、クラスの進行にそって読み進めるとよいでしょう。その週にクラスで実践したことを自宅でも実践してみると、このコースを最大限活かすことができるのです。

自宅練習は欠かせない

毎日定期的にマインドフルネスのトレーニングをすることで、ほんとうによい変化が現れます。心身の幸福感や個人としての成熟度が著しく高まるのです。実際、実践している方を見ていると、週ごとによくなっていくのがわかります。ただ、必ずしもスムーズに進んでいくわけではありません。浮き沈みもあるのです。そこで、参加する方にはあらかじめこのようにお伝えしています。「このマインドフルネス・コースに取り組むこと自体がストレスを引き起こすこともありますよ」と。

というのも、現代では一日たった四〇分でも時間がとれないという方が大勢いらっしゃるからです。でも、実践こそがすべてです。流れにのって定期的に実践するなら、心も体も確実に改善されていくでしょう。

また、マインドフルネスを始める際、意識的に自分を変えようとする必要はありません。これはよいことです。実際、何か結果を目指して頑張ってしまうと、順調に進まないこともあります。私たちがすべきことは、くり返し実践するだけです。それで、少しずつよくなっていくのです。

それから、本コースの中心のひとつに「自分を思いやり、優しく受け入れる」という実践があります。これを一度経験すると、さらに実践を深めたいと思われるかもしれません。巻末の「資料」に利用可能な情報を掲載していますので、参考になさってください。

ただ、現時点で最も大切なのは、本コースの毎週の実践に最後までしっかり取り組むことです。まず、やってみてください。このとき、「完璧にやろう」とか「正確にしなければならない」という考えは、できるだけ脇においておきましょう。頑張ろうとする気持ちは、人としてごく普通のことですが、マインドフルネスでは妨げになります。完璧さや正確さを求めて頑張るのではなく、たんたんと実践することが大切なのです。

また、本コースでは「マインドフルネスを楽しまなければならない」といった束縛もありません。楽しめるときもあれば、楽しめないときもあるのが現実です。楽しいかどうかは重要ではありません。トレーニングからよい効果を得るために、楽しまなければならないということはないのです。実践することが、鍵なのです。

マインドフルネスとは？

「マインドフルネス」と「マインドフルネス瞑想」は同じではありません。「マインドフルネス瞑想」とは、マインドフルネス（気づき）を育てるための実践方法で、「マインドフルネス」とは、自分や他者、世界に対して特定の方法で注意を向けることから生じる気づきのことです。この特定の方法とは、ジョン・カバットジン博士（参考①「マインドフルネスの起源と展開」参照）によると、「意図的に、いまの瞬間において、価値判断を入れずに、注意を向けることから生じる気づき」と定義されています。[1] これについて、もう少し詳しく見てみましょう。

◎「意図的に」注意を向ける

私たちは頭のなかで「考える行為」はよくするものの、「意図的に注意を向ける行為」はほとんどしません。たとえば、いま皆さんは本を読んでいます。どのくらい注意を向けて集中しているでしょうか？

かなり自動的に読んでいる方が多いのではないでしょうか？　まず「読みたい」という衝動が起こり、本を手にとってページをめくり、読み始めます。読んでいるあいだ、注意はたえずそれています。

でも、注意がそれることは間違いでも失敗でもありません。誰でもひとつのことに集中できず、注意がそれてしまうものなのです。ここまで数ページ読んだだけでも、いつのまにか注意は別のところにそれてしまいます。もしかするといま、今日の「することリスト（to-do list）」について考えたかもしれません。以前読んだ本の記憶がわき起こったり、過去の思い出が鮮明に浮かびあがってきたりしたかもしれません。夕飯は何にしようかと考え、台所に残っているものを考えたかもしれません……。

でも、何度も言いますが、これは間違いとか失敗とかいうことではなく、それが心というものなので、それてしまうものなのです。

そこで、マインドフルになり、意図的に、気づきをこの「注意のプロセス」に向けてください。マインドフルでいるとき——少なくともある程度は——注意をどこに向けるのかを選択することができます。このようにして、「意図的に」注意を向けるのです。

◎「いまの瞬間に」注意を向ける

注意はたいてい散漫なもので、ほとんど四六時中、過去や未来にさまよっています。すでに起きたことを思い返し、まだ起きていない未来のことを心配します。緊張する人に会わなければならないとか、自分にまわってきた仕事をチェックしなければならないなど、心はつねに先のことを心配し、調べ、警戒して落ち着かないのです。

また、過去の出来事——とくに後悔していること——については何度も思い返します。私たちは「くり返し思い返せば、状況が改善する」と潜在的に考えているのでしょう。ここに、進化の過程が働いています。人類は「思考する」ことに長けているため、種として生き残り、地球上の食物連鎖の頂点に立ちました。ただ、思考には代償があり、これは人生全体に影響を及ぼすのです。もし心がたえず過去や未来のことを考えてさまよっているなら、あなたは「現在にいない」ということです。つまり「いま、十分に生きていない」ということです。一方、マインドフルでいるとき、心は現在にあります。「いま・ここ」に生きているのです。

◎「価値判断を入れない」で注意を向ける

私たちが通常、「あの人は価値判断ばかりしている」と言うとき、それは何を意味しているでしょうか？　辞書を引くと「価値判断」の類義語として、「批判、酷評、非難、否定、侮辱、軽蔑、誹謗」などがあげられています。かなりの意味の言葉が並んでいます。

マインドフルネスにおける「価値判断を入れない」とは、ものごとを判断しないとか、善いことと悪いことを見分けないという意味ではありません。見分けないのは愚かなことです。マインドフルネスの「価値判断を入れない」とは、ものごとを「非難せず、偏見を入れない」という意味です。これには次の二つの側面があります。

〈知恵〉

まず、「知恵」の側面です。この知恵には「状況を状況のままにしておく」という意味も含まれます。私たちは何かをするとき、本能的に「やりたくない」とか「できない」と考えることに多くの時間を費やしています。また、ものごとをそのままにしておかず、「そうすべきではない、こうすべきだ！」とか「別のことをしたほうがいい……」などと考えて、心や感情のエネルギーを膨大に浪費しています。

でも実際のところ、ものごとはただそのように起きているにすぎません。私たちがどれほど好きであろうと嫌いであろうと、正しかろうと間違っていようと、正当であろうと不当であろうと、たんにそのように起きているだけなのです。

そして、ものごとを事実のまま——状況のまま——にしておくことができるときにのみ、選択の道が開かれます。どのようなことであれ、状況を状況のままにしておくとき、それに対してどう対応するかが選択できるのです。

もし、いま何か問題が起きているなら、その状況をどうしますか？　自分にとって、また全体的な状況にとって、最も適切な次の対応は何でしょうか？

状況を状況のままにしておけないなら、心はいきづまってしまいます。私たちの心には、事実を受け入れたがらない防御体制がすでに染み込んでおり、状況に対して創造的に関わることができなくなっているのです。

そこで、マインドフルネスの「価値判断を入れない」という知恵が現れると、状況に対して全面的に「対応」することができるようになります。創造的に選択することができるのです。

〈思いやり〉

「価値判断を入れない」ことのもうひとつの側面は、「思いやり」です。思いやりをもつことによって、少なくともある程度は、思考の「批判的な声」を静めることができるのです。

大勢の人は、頭のなかで批判をしながら多くの時間を過ごしています。たとえば、「自分はあまりうまくできない」「やっても無駄だ」というように――。

皆さんのなかで、自分は十分スタイルがいい、十分きれい、十分かっこいい、十分健康だ、十分力が強い、十分頭がいい、十分裕福だ、十分賢い、十分機敏だ……というように自分は十分だと考えている方はどのくらいいらっしゃるでしょうか?

私たちは、自分だけでなく、他人の容姿や知性、性格にも批判の目を向けています。さらには、自分が置かれている環境にも、批判の言葉を投げているのです。「あれは間違っている、どうしたものか」「問題だ」「あるべき姿ではない」「自分も含めて何もかもが不十分だ」などと――。

そこで、マインドフルネスで「価値判断を入れずに思いやりを向ける」ことによって、ものごとをある程度は「そのままにしておく」ことができるようになります。自分自身がそのままの自分でいることを受け入れ、相手がそのままの相手でいることを受け入れ、人生をそのまま受け入れます。自分と、他者と、周りの世界を――あるがままに――もう少し優しく受け入れ、このようにして、もう少しゆったりと生きることができるのです。

といっても、マインドフルネスのトレーニングで身につく「受容の態度」とは、たんに受け身の姿勢でいることではありません。世の中の言いなりになったり、道徳的な判断をしないということではないのです。まったく異なります。

マインドフルネスのトレーニングをすることで、自分の意見を押しとおすことなく自分を適切に表現できるようになり、善悪の判断能力も鋭くなります。こうした能力は、知恵と思いやりがあるときにだけ育っていくのです。

それから、状況を状況のままにしておく能力も向上します。開かれたあたたかい受容の心で、状況に対して巧みに、適切に対応できるようになるのです。

参考①　マインドフルネスの起源と展開

本書のプログラムは、誰でも取り組めるように構成されています。宗教や信仰にかかわらず、誰もが実践できるのです。といっても、マインドフルネス（気づき）を発見した歴史上最初の人物は、ブッダです。ブッダが、現在私たちがマインドフルネス・アプローチとして用いている方法を発見し、使えるように人々に教えたのです。ブッダは、マインドフルネスを育て、維持するための実践法をはじめ、さまざまな心の訓練法を教えられました。また、マインドフルネスの実践から得られる無量の恩恵についても説かれています。この仏教のアプローチ――教義と実践法――は、現在になっても多くの仏教寺院で受け継がれています。

一方、アジア以外の国の人は二五〇〇年以上ものあいだ、この教えについてほぼ何も知りませんでした。マインドフルネス・アプローチの核となる教義と実践法は、仏教寺院でしか見られなかったのです。

変わり始めたのは一九世紀の終わりごろです。ヨーロッパの探検家や学者、植民地の統治者らが、アジアの寺院で実践されている瞑想を発見し、西欧に取り入れようとしたのです。[2]当初、瞑想を始めたのはほんのひと握りの人だけでした。でも時とともに、このマインドフルネス・アプローチは少しずつ、ゆっくりと、西欧文化のなかへ浸透していったのです。関心は着実に高まりました。一九五〇年代、マインドフルネスはビート・ジェネレーション（アメリカの文学界で異彩を放ち当時の文化に大きな影響を与えた作家グループ）――アレン・ギンズバーク（Allen Ginsberg）、ジャック・ケルアック（Jack Kerouac）、ゲーリー・スナイダー（Gary Snyder）などの詩人や作家たち――の後押しを受けました。彼らは一般の人々に瞑想をすすめたのです。さらに一九六〇年から一九七〇年代には、サイケデリック・ムーブメントの後押しを受けました。ヒッピーやヒッピーになりたがる人たちが関心をもち始めたのです。

それでもマインドフルネスの実践は、まだもっぱら仏教でしか見いだせませんでした。しかし一九七〇年代の終わりごろ、非常に重大な変化が起こりました。ジョン・カバットジン博士が大きな貢献をしたのです。

カバットジンは当時、分子生物学を学び、ボストン近郊の病院――マサチューセッツ大学・メディカルセンターで研究員として勤務していました。学生時代には仏教に関心をもち、毎日定期的に瞑想をしていました。病院での研究とは別に、ヨーガも教えていました。科学の研究に従事しながら、それとは関係のない二つの疑問の答えを探し求めていたのです。ひとつは「人生で何をすべきか？ どのような研究に人生を費やすべきか？」ということ、[3]もうひとつは「来院する患者に対してもっとできることはないか」ということです。

カバットジンは、患者が来院するのは苦しみや症状を抱えているからだが、そのなかでどのくらいの人が苦しみを解決して退院できるのだろうか、と疑問に思いました。医師たちと話し合ったところ、おそらく二〇パーセントほどだろうという結論になりました。では、解決できない八〇パーセントの患者にはどのような治療を施せばよいのだろうか。[4]

そして一九七九年、リトリート（瞑想合宿）で瞑想しているとき、あるアイデアがひらめきました。それが一〇秒間ほど続き、この二つの疑問が氷解したのです。カバットジンはこのときのことを、「一瞬の鮮明な洞察」と表しています。

ひらめいたのは、「自分の心と心の状態を見つめるこの瞑想が、問題を抱えて来院する患者に、大きな効果をもたらすかもしれない」ということです。彼が一三年間実践してきた瞑想やヨーガのエッセンスを、これまで一度も瞑想センターを訪れたことのない人や、瞑想センターで使われている言葉や方法では瞑想の本質が見いだせない人たちと分かち合えるのではないか、と考えました。

そして、実践法と言葉を専門的なものから一般的なものにし、誰もが瞑想から恩恵を受けられるように開発しようと決意したのです。病院側を説得し、病院の地下の一室を借りて研究を始め、同僚とともにプログラムを開発しました。現在それは「マインドフルネスストレス低減法八週間プログラム（MBSR）」として知られています。

カバットジンは、この瞑想を編みだした伝統の宗教的側面にはふれずに、瞑想の本質（気づき）だけを抽出し、現代の一般の人にも理解できるような言葉でプログラムを開発したのです。彼は、それまで科学者としての経験を積んでいたため、研究することの重要性をよく理解していました。プログラムを受けた患者の予後を調査し、このようにしてマインドフルネス・トレーニングの効果に関する非常に多くの研究データが示され始めたのです。本書の執筆時点（二〇一四年）では、このトレーニングの効果を調査している審査付き学術論文が何千も発表されています。

MBSRのトレーニングを受けた患者たちは、慢性痛により対処できるようになり、また症状や痛みに付随して生じるストレスを上手に管理できるようになったことも明らかになりました。自分の問題に自分で対処できるようになり、こうしてプログラムが成功したことが示されたのです。二〇一四年には二万人以上もの人がメディカルセンターで八週間のコースを修了しています。

現在、MBSRは、世界中の大学病院、病院、クリニック、独立したプログラムなど七四〇か所を超える場で人々に提供されています。[5] マインドフルネスへの関心は高まり続け、「これまでとは異なる特定の方法で注意を向けることによって、ストレスだけでなく、慢性痛にも効果がある」ということが、ますます明らかになってきています。

また、研究では生物学的変化も現れ始めました。初期の一例として、乾癬《かんせん》治療のために来院した患者のなかで、治療とともにMBSRコースを受けた患者は、受けなかった患者よりも、症状が約五〇パーセント早く治ったことが示されたのです。[6] このことから、患者が心でおこなったこと――注意や気づきを向けて取り組んだこと――により、体が改善したことがわかります。

マインドフルネス・トレーニングが体によい影響を与えることは、さらなる後押しを受けました。神経科学者がその効果を調査し始めたのです。

話は一九九二年にさかのぼります。西洋の仏教学者アラン・ウォレス（Alan Wallace）の協力を得たリチャード・デビッドソン博士（Richard Davidson）は、神経科学者のグループを率いて、調査のためにノートパソコン、脳波計、バッテリーパック、発電機など最先端の科学器材一式をもって、インドのヒマラヤ山脈の麓ダラムサラに向かいました。[7] 町よりも高い丘に住むチベット仏教の修行僧に会い、そのなかから何万時間もの瞑想修行を積んでいる瞑想熟練者を調査するためです。

目的は、脳の活動パターンを研究することです。とくに関心があったのは、瞑想していないときの思考や感情の習慣についてです。もし、被験者に普通とは異なるまれな特徴が示されれば、それは瞑想（メンタルトレーニング）の結果、脳に起きた「機能の持続的な変化」を反映している可能性があります。

しかし、この最初の試みは失敗に終わりました。そもそもチベットの修行僧たちは、西洋の研究者たちが抱いている瞑想に対する無知であまい考えに、関心を示さなかったのです。修行僧たちに話をしたウォレスは、あとでこのように語っています。「彼らから見れば私たちは原始の野蛮人のようだった」と。研究者たちは結局このとき有効な調査をすることができませんでした。

しかし二〇〇一年、ダライ・ラマ法王の援助を受けて、研究が開始されました。臙脂色の袈裟をまとったチベットの僧侶が数人、アメリカのウィスコンシン大学マディソン校にあるデビッドソンの感情神経科学研究室へ向かい、すでに髪を剃った頭に、脳波キャップをかぶって瞑想を始めたのです。彼らは長年、集中的に瞑想修行を積んできた「瞑想のオリンピック選手級」の僧侶でした。

結果は驚異的でした。これまで科学では測定されたことのない脳の活動パターンが示されたのです。この調査結果に関しては、「第三週」で詳しく述べています。

またとくに興味深いのは、チベットの僧侶が科学者たちに、これまで瞑想したことのない人を対象にして、八週間のマインドフルネス・トレーニングを受けるとどのような変化が現れるのかを調査するようすすめたことです。研究の結果、八週間のトレーニングをおこなっただけで、脳の活動パターンだけでなく、脳の構造にも、極めて重要な変化が示されたのです（この調査はその後も継続されています）。

参考② マインドフルネス認知療法

一九九二年、非宗教的なマインドフルネス・トレーニングの開発において重要な出来事が起こりました。優れた認知心理学者――ジンデル・シーガル（Zindel Segal）、マーク・ウィリアムズ（Mark Williams）、ジョン・ティーズデール（John Teasdale）の三人が、臨床心理学研究ネットワークの代表に、再発性うつ病の患者に対しグループ形式でおこなう治療を開発するように頼まれたのです。[8] 重度のうつ病は日常生活に支障をきたす障害であり、うつ病を患う人は心理的な苦痛や不安以外にも、がんや冠状動脈性心臓病など重大疾患と同程度の機能障害を経験するとのデータが示されています。世界保健機関（World Health Organization）によると、二〇二〇年までにうつ病があらゆる疾患のなかで二番目に大きな健康障害になると予測されています。[9]

欧州と北米では、約一〇人に一人が人生のある時期に重度のうつ病を経験しています。なかには国民の四分の一近くにもなる国もあります。さらに、重度のうつ病を三回以上発症すると、うつ病の再発の可能性は六七パーセントにのぼります。[10]

一九九二年には、うつ病再発の患者に対する予防法として、最も効果的な方法が二つありました。一対一でおこなう認知行動療法（CBT）と、抗うつ薬を継続して服用する薬物療法です。どちらも比較的高価でした。患者のなかには副作用をいやがって薬を飲みたがらない人もいます。また、熟練した治療者の数には限りがあるため、一対一でのセッションを受けることはむずかしい状況にありました。したがって経済的に負担が少なく、グループ形式で効果的におこなえるアプローチを開発することが、急務だったのです。

シーガル、ウィリアムズ、ティーズデールによる最初の共著*Mindfulness-Based Cognitive Therapy for Depression*（『マインドフルネス認知療法――うつを予防する新しいアプローチ』越川監訳、二〇〇七）には、三人がとったアプローチとその理由が述べられています。[11]

次のような状況を想像していただきたい。メアリーはたった今仕事から疲れて帰ってきて、くつろげる夜のテレビ番組を楽しみにしている。留守電のメッセージで、夫の帰りが遅くなるとわかる。彼女はがっかりし、怒り、そしてうろたえる。1カ月前、同じことがあったのを思い出す。不倫、という考えが頭をよぎる。そんな考えは捨てようとしたが、留守電の向こうで誰かが笑う声を聞いた気がして、その考えはよりはっきりと浮かび上がってくる。吐き気がする。しかしまだ終わらない。ものすごい速さで、今後のことが次から次へと頭に浮かぶ。別居し、弁護士に会い、離婚し、別の家を買い、貧しく暮らす。怒りがうつに変わると、さらに混乱してくる。昔、自分が拒絶され、ひとりぼっちになった過去を思い出す。夫婦共通の友人たちはもう自分と会いたがらないだろうということは「わかって」いる。目から涙がこぼれ、自分に何ができるかを考えながら家を出る。彼女は散歩することにし、なぜいつも自分がこんな風になるのか理解しようとする。

ここでは感情、思考、そして身体感覚が雪崩となって押し寄せていることに注目してほしい。また、メアリーをうろたえさせたのはネガティブな材料だけではなく、むしろ、あたかも心全体のモード、すなわちネガティブな気分、思考、イメージ、身体感覚のパターンが、この状況に対する反応へ「すべり込んで」きたかのようであることにも注目してほしい。この心の状態は、ネガティブな材料にすぐに反応しやすい性質と、それを反すうしやすい傾向の両方を含んでいる。

そのような心の状態にある人は、かなりの間、自分がどうしてそう感じるのかを反すうして過ごし、自分の問題や個人的な欠点を理解しようと努める。反すうすればきっと悩みを減らす方法を見つけられるはずだと彼らは信じているが、それはむしろ逆効果である。実際、このような精神状態でくり返し自分や問題となっている状況のネガティブな側面について「考え続ける」ことは、うつを持続させることにはなっても、解決にはならない。

まず気分が低下すると、昔からの習慣的な認知処理のパターンにほぼ自動的に切り替わる。これによって、2つの重要な影響が生じる。まず第1に、くり返し使われてかなり擦り減っている「思考の溝」を思考が堂々めぐりし、うつから抜け出すうまい方法を見つけようとしないこと。第2に、この思考そのものがうつ気分を強め、それがまたさらなるネガティブな思考の原因となること。このように、自己持続的な悪循環をとおして、つかの間のささいな気分ですむものが、より深刻で、絶望的なうつ状態へとエスカレートすることになる。

今まで見てきたように、再発予防の課題は、患者の気分が低下した時、あるいは再発の可能性がある時に、反すう的で自己持続的な心の状態を断ち切ることである。

このように課題への解決法を追求する一方、個人的に瞑想に関心をもっていたティーズデールは、数年前に聴いた仏教の話を思いだしました。そのとき指導者が強調していたのは、

「苦痛をもたらすのは経験ではなく、その経験に対して自分がどのように関わるのかという自分の関わり方である」ということです。

これは、マインドフルネス瞑想の中心となる考え方です。そのなかで何よりも、「思考をただの思考と見る」ように身につけていくこと、言い換えれば、思考を「絶対的な事実」や「私の思考」と見るのではなく、「心の現象」と見るように訓練していくのです。

ティーズデールは、経験全体として思考にすっかり浸ってしまうのではなく、ネガティブな思考から「脱中心化（decentering）」、つまり思考から距離を少しとり、「思考は一時的なものである」と観察するこの瞑想法が鍵になるのではないか、と考えました。しかし、どうやってその方法を人々に教えられるのでしょうか？

ある日、ケンブリッジの医学研究カウンシル、認知・脳科学ユニットのティーズデールとウィリアムズを訪ねたアメリカ人の同僚マーシャ・リネハン（Marsha Linehan）が、極めて重要な手掛かりを与えてくれました。彼女は自分が取り組んでいる患者に対する脱中心化の援助法だけでなく、マサチューセッツ大学メディカルセンターでカバットジンがおこなっているマインドフルネスの研究を紹介したのです。

二人はカバットジンの研究に関心をもち、彼の著書*Full Catastrophe Living*（『マインドフルネスストレス低減法』春木訳、二〇〇七）を読んで、次の文に衝撃を受けました。

自分の思いが単なる思いにすぎないということ、そして、それは〝あなた自身〟でもなければ〝現実〟でもない、ということがわかると、とても解放された感じになるはずです。……思いを、単なる思いにすぎないと認識する、という単純なことによって、あなたはゆがめられた現実から解放され、自分の人生をはっきりと見つめ、管理できるようになります。[12]

シーガル、ウィリアムズ、ティーズデールは、マサチューセッツ大学メディカルセンターのカバットジンに連絡をとり、さまざまな方法でMBSRに取り組み、研究しました。そしてMBSRを主な土台とし、八週間のマインドフルネス認知療法プログラム（MBCT）を開発したのです。

MBCTはMBSRと類似する点がたくさんありますが、MBCTにはうつ病の再発をもたらす特定の脆弱性や危険因子に対処するための、認知行動療法と認知理論が含まれています。MBCTはもともとうつ病になりやすい人のために開発されましたが、その後、強迫神経症、摂食障害、依存症、外傷性脳損傷、肥満、双極性障害など[13]広範囲にわたって、さまざまな疾患を抱える人の治療のためにも取り入れられています。

うつ病に関していうと、大規模なランダム化試験を何度かおこなった結果、うつ病を再発しやすい人がMBCTコースで訓練を受けると、程度の差はあれ、再発率が半減する可能性があり、再発した場合でも、それほどひどくならないことが示されたのです[14]。

参考③　本書のマインドフルネス・プログラム

◎私のマインドフルネスとの出会い

私のバックグラウンドは仏教です。仏教からマインドフルネスの研究に取り組むようになりました。南アフリカで生まれ、アパルトヘイト体制が受け入れられず、一八歳で南アフリカを離れてイギリスに移住。信頼できる価値観を見いだし、世の中の真理を理解したいとの衝動に駆られて、ノリッチのイースト・アングリア大学で哲学を学び、学位を取得しました。しかし、大学の授業だけでは満足できませんでした。幸い、大学最後の年、仏教センターを設立するためにこの町を訪れた献身的な仏教徒に出会い、彼から瞑想の指導を受けると、状況は一変しました。そして、今後の人生を瞑想と研究、リトリート（瞑想合宿）、ゆくゆくは他の人に教えることに専念しようと決意したのです。その後、リトリートセンターや仏教コミュニティに滞在しながら仏教を学び、やがて少しずつ仏教を教え、本を出版するようにもなりました（著者名はKulananda）。

数年ほど、ビジネスに携わったこともあります。仏教の友人とともに発展途上国の手工芸品を扱うフェアトレード会社「ライト・ライブリフッド（Right livelihood）」を設立したのです。やがて会社は大成功をおさめ、ピーク時には約二〇〇人を雇用し、年間およそ一千万ポンド（約一五億円）を売り上げました。その利益は――たいてい相当な金額でしたが――毎年多くの仏教慈善団体に寄付しました。

しかしながら会社の経営は私が本当にしたかったことではなかったことに気づき、一九八八年、瞑想と仏教を基盤にした生活に戻ることにしたのです。

瞑想を始めてから二五年以上たった二〇〇二年、さらなる変化の必要性を感じました。これまでのスキルを活かして、人の役に立てる道を探し求めたのです。私は長年、公式ではありませんがパストラル・カウンセリング（スピリチュアルケア）をしていたこともあり、心理療法での道を考えていました。ある日、インターネットで検索しているとき、ウェールズのバンガー大学でおこなわれていた、ある修士課程プログラムを見つけました[15]。臨床現場でマインドフルネスを導入する専門家を養成するためのプログラムで、MBCT開発者のひとり、ウィリアムズ教授が始めたものです。これは私にとって理想的な出会いでした。プログラムに参加し、指定教材のひとつ『マインドフルネス認知療法』を読んだとき、深い衝撃を受けました。ここで初めて二つの大きな伝統の流れ――マインドフルネス（気づき）のもとであり、本書の背後に流れている「仏教心理学」と、科学的方法を基盤とし、明確な情報を提供する「西洋心理学」――のつながりが理解できたのです。

伝統的な「仏教心理学」には、二五〇〇年以上ものあいだ受け継がれている長い歴史があります。これは深い自己観察をとおして、自分に生じているさまざまな現象を、詳細に、理性的に探究するものです。仏教は人々に、意識（心）のメカニズム、認識や感覚の働きを洞察する、深遠で価値ある実践法を提供しているのです。一方、「西洋心理学」には、研究のための極めて高度な科学的手法と、優れた科学者がいます。

私は、この二つの流れが互いに合流し始めたことを見て、これから取り組むべき道の方向性を感じました。三人の著者が臨床現場でクライアントの「心のプロセス」に光を当てていることに深く感銘を受けたのです。もし、苦しみなどの経験がどのように形成され、どのように心が駆り立てられるのか、というプロセスが理解できれば、無意識に働いている心のとらわれ（執着）を解き放てる可能性が高まります。仏教のマインドフルネス（気づき）と西洋科学との融合によって、人を育て、心を解放する可能性が大きく開かれることを、私は感じたのです。

また、こうした深い心理面だけでなく、ＭＢＳＲとＭＢＣＴの非宗教性にも心を動かされました。この二つは、現代社会に大きく欠けている何かを与えてくれるのではないかと確信したのです。これまで長いあいだ仏教で実践されてきた心を解き放つための「気づきの実践法」が、一般の多くの人々に――少なくとも何の条件もつけずに――開かれています。私はこの自由性と開放性に惹かれました。マインドフルネスの恩恵を受けるために、仏教徒になる必要も、宗教組織に加わる必要もありません。私が以前、仏教センターや瞑想リトリートで主に学んでいたことが、いま、誰でも広く試せるようになったのです。

バンガー大学での修士課程プログラムを修了する少し前のことです。幸運にも同じケンブリッジに住んでいたMBCT開設者のひとり、ジョン・ティーズデールに出会いました。彼と私は、これまで私が大学で取り組んでいたMBSRとMBCTを効果的に統合したマインドフルネス・プログラムの研究を深め、さらにストレス（苦しみ）の軽減のほうへと微調整していきました。そして、同僚のキアラン・ソーンダース（Ciaran Saunders）とともに、ケンブリッジの公開講座でこのコースをおこなったのです。このとき各セッションをビデオで録画し、セッションの合間に三人で会って、指導している録画を再生しながら、うまくいっているところとそうでないところを互いにコメントし合いました。これは私にとって今後マインドフルネスを指導するにあたっての最も豊かな経験になりました。

二〇〇六年に修士課程を修了し、その後まもなくバンガー大学心理学部に設置されているマインドフルネス研究実践センターの講師になり、何年ものあいだ修士課程のモジュールや、マインドフルネス指導者養成コースのリトリートを担当しました。現在は名誉講師となっています。

また、二〇〇六年、マインドフルネス・トレーニングを提供するマインドフルネス・ワークス（Mindfulness Works Ltd.）を設立し、同僚とともにロンドンをはじめ各地で、バンガー大学で学び、ティーズデールと開発したマインドフルネス・トレーニングの講座を数多く開いています。

このように私自身、さまざまな場でマインドフルネス・コースを担当して気づいたのは、参加者の大部分が抱えているストレスや困難の最大の原因は、日々の職場での出来事だということです。そこで、「もしマインドフルなリーダーを育成し、マインドフルな職場をつくる援助ができれば、社会の幸福に大きな影響を与えることができるのではないか」と考えました。そして、このテーマに関する著書 *The Mindful Workplace*（マインドフルな職場）を執筆し[16]、一般向けの講座を続けながら、リーダーシップや企業向けのコースにも携わるようになっていったのです。

最近になり、スペインのマドリードにあるIEビジネススクールの非常勤教授に就任し、光栄なことに「EXMPLS（戦略論エグゼクティブ修士コース）」を指導する立派な教授陣に加わることができました。ここでは、マインドフルネスのトレーニングが熱心におこなわれています[17]。世界中から非常に有能な学生たちが集まって、学んでいます。学生たちがマインドフルネスの実践に真剣に取り組み、成長するのを見るたびに、私は深い感動をおぼえます。

参考④ マインドフルネス・トレーニングの効果

昨今、マインドフルネスが多くの分野で幅広く取り入れられているのは、その効果が明確に実証されているからです。マインドフルネスのさまざまなアプローチと幅広い分野での応用は、驚くばかりです。

イギリス国立医療技術評価機構は、再発性うつ病などの有効な治療法のひとつとして、マインドフルネスを推奨しています[18]。慢性痛に対処するために、マインドフルネスを用いる人もいます。その効果に関する研究データは十分示されています。また、仕事で集中し、成果をあげるためや、回復力（レジリエンス）、共感力を高めるためにマインドフルネスに取り組む人もいます。

マインドフルネスのトレーニングに取り組む理由がいかなるものであれ、たった八週間実践するだけで心と体が大きく改善するというエビデンスが、数多く示されています。昨今、その効果を示す研究データが相次ぎ、審査付きの研究論文が毎月四〇本ほどのペースで発表されています。[19] 本書ではその研究データをすべて紹介できませんが、イギリスのメンタルヘルス財団が発表した「マインドフルネス・トレーニングの健康効果」に関する調査報告書がありますのでご紹介しましょう。

二〇一〇年のマインドフルネス報告書[20]には、「マインドフルネスとウェルビーイング（well-being）の調査によれば、マインドフルネスを実践することで、健康、心身の幸福、生活全般の質に大きな効果がある」と記されています。

・マインドフルな人はそうでない人よりも、抑うつや不安など心理的苦痛が少ない。神経質ではなく、外向的で、幸福感や生活の満足感が高い。
・自分の感情によく気づき、理解し、受け入れる。不快な気分からの立ち直りが早い。
・ネガティブ思考の頻度が少なく、生じたときには過ぎ去らせることができる。
・外部への依存が少なく、より安定した自尊心がある。
・より満足のいく人間関係を築き、コミュニケーションに長け、対立によるトラブルが少なく、対立しても相手のことを否定的に考えることが少ない。
・マインドフルネスは心の知能指数（EQ）と関連があり、優れたソーシャルスキル、協調性、相手の視点から見る能力と関係している。
・恐怖を感じたとき、マインドフルな人は防衛的または攻撃的な反応をする傾向が少ない。

マインドフルネスは自己認識を高め、活力を向上させる。
・マインドフルでいることは、学業上および目標達成における高い成功と関連している。
・瞑想すると、注意力が向上するだけでなく、業務遂行、生産性、満足度が高まり、同僚との関係も良好になる。その結果、仕事に関連するストレスが軽減することがくり返し示されている。
・マインドフルな人は自分の行為をより制御し、思考や感情を乗り越えるか、あるいはよりよい方向へ変えることができ、衝動的な行為をしなくなる。
・瞑想することで血流が増加し、血圧が下がり、高血圧のリスクから守られることが広く示されている。また、心臓血管疾患の発症や死亡リスクを減らし、発症したときには病気の重症度を軽減することも示されている。
・瞑想する人は心臓病、がん、伝染病で入院することが少なく、病院に行く頻度は瞑想しない人の半分ほどである。
・マインドフルネスによって嗜癖行動を軽減でき、瞑想によって違法薬物、処方薬、アルコール、カフェインの使用を軽減する効果があることが一般的に示されている。

◎神経科学の研究

また、八週間のマインドフルネス・トレーニングを受けただけで、脳の形成やネットワーク、活動に重要な影響を及ぼすことが別の研究で示されています。

・注意力の持続、感情制御、視点取得に関連する脳の領域の灰白質の容積が増加する。(21)
・大脳皮質の厚みが増す。(22)
・扁桃体の活動が低下する。扁桃体は脳の脅威検出システムの重要な要素であり、不活発なとき、自分にも他人にも穏やかになる。(23)
・左前頭前野の活動が高まり、右前頭前野の活動が弱まる。左右の活動の割合は、全体的な幸福とウェルビーイングの指標になり、左前頭前野が活発なとき、高いレベルのウェルビーイングを経験しやすい。(24)
・ワーキングメモリの容量が増加する。ワーキングメモリは論理的な思考や理解など作業のために脳で積極的に情報を保持し、処理するシステムである。ワーキングメモリの容量は複雑な認知課題の遂行の結果と強い関連がある。また、情動制御の重要な要素でもあり、急性または慢性ストレスによって低下する。(25)

マインドフルネスのトレーニングから得られるスキルは、重要なライフスキル（日常生活での対応能力）であることが、徐々にわかり始めています。このスキルは誰もが学校で学ぶべきものであり、バンガー大学の同僚が開発した「.b（ドットビー）」[26]のような児童・青年向けのプログラム[27]が学校で導入されつつあることは、非常に心強いことです。ほとんどの人は子どものころにマインドフルネスを学ぶ機会を見過ごしています。でも幸い、学ぶのに遅すぎるということはありません。

マインドフルネスのクラスで、私は参加者たちに次のように問いかけることから始めることがあります。

「自分の健康と心身の幸福のために、定期的に〝体のトレーニング〟をすることは大切だと思いますか？[28]」

全員が手を上げます。次に、「自分の健康と心身の幸福のために、定期的に〝心のトレーニング〟をすることは大切だと思いますか？」と問いかけると、ほとんどの人が手を上げます。でも、少しためらっているようです。

もし一九世紀の終わりごろ、一般の人々にいまと同じ「体のトレーニングの重要性に関する質問」をしたなら、手を上げる人はほとんどいないでしょう。一九七〇年になって初めてニューヨーク・シティ・マラソン(29)が開かれましたが、このとき参加した一二七人のなかで完走したのは半分以下でした。アメリカでマラソン能力がある人はほとんどいないと思われました。しかし、二〇一〇年にはマラソン史上最多の四四、八二九人が完走しました。(30)その後、マラソンへの関心は高まり、毎年スタート地点に立つための抽選くじにはずれて参加できない人が何万もいます。このように、「体の健康」に対するパラダイム・シフトが起きたのです。

現在、私たちはもうひとつのパラダイム・シフトに直面しています。「心と感情の健康」の重要性に気づき、そのためにどのようなトレーニングができるのかを理解し始めています。自分の「心」と「心の状態」に対処するのが上手になればなるほど、自分にとっても、周りの人にとっても、ものごとがよりよく進んでいくのです。

コースを始める前に

各章には、さまざまなマインドフルネスの実践法が紹介されています。本書を「自分で実践するための手引書」として使うなら、記されている順番どおりにおこなうのが一番よいでしょう。

瞑想に取り組むときの姿勢はいくつかあります。「座る瞑想」をするときには、ゆったりした椅子やソファよりも、背もたれが真っすぐな椅子がよいですし、床に座って瞑想するなら、瞑想用の椅子やクッションを使うとよいでしょう。座る瞑想の姿勢については、「第一週」で詳しくご説明します。

「第一週」の実践では、それ以外に二つのものが必要です。あおむけの姿勢で瞑想する場合、床に敷く敷物やマットがあるとよいでしょう。それから、最初におこなう瞑想は「食べる瞑想」です。このときレーズンをひと粒だけ使います。この瞑想に関してはかなり詳細に説明しています。そこで実践を始める前に、できればいま、レーズンをひと粒用意しておくとよいかもしれません。レーズンがないようなら、果物や野菜をレーズンほどの大きさに切って使ってもよいでしょう。

第一週　自動操縦と気づき

第一週目は、まず「食べる瞑想」から始めます。小さなレーズンをひと粒、五感を研ぎ澄ましながらマインドフルに食べましょう。これによって、マインドフルネスとはどのようなものかをいくらか体験し、理解できると思います。

では、レーズンか、小さく切った果物や野菜を準備してください。背筋をまっすぐに伸ばして、姿勢を正します。体の力は抜いてください。

実践① 食べる瞑想

静かな場所を見つけ、一〇分か一五分ほど時間をとりましょう。レーズンをひと粒持って、実践に集中してください。

(1) のせる

・手のひらにレーズンをひと粒のせ、重さを感じてみましょう。
・次に、温度を感じてみます。あたたかいですか？　冷たいですか？

(2) 見る

・レーズンに注目し、よく見ましょう。
・手のひらにあるレーズンの色や形に注意を向けてください――もしかすると抽象画のように見えるかもしれません。

(3) 触れる

・できるだけ筋肉の動きを感じながらもう片方の腕を動かし、親指と人さし指でレーズンをつまんでください。
・指のあいだでレーズンをそっと転がし、外側の触感を感じましょう。
・指で軽く押し、内側の触感を感じましょう。
・指だけで外側と内側の触感の違いが感じられることに気づいてください。

(4) 観察する

・よく見えるところまでレーズンを上げ、細かく観察します。
・明暗に注意を向けてください。光の当たるところでレーズンを動かすと、明るい部分と影の部分がどのように変わるでしょうか?
・明るい部分がどのように現れ、どのように消えるのかに気づいてください。峰はどこか、谷はどこか――。手を動かすと峰や谷はどのように変わるでしょうか?

（5）においをかぐ

・もう一度、筋肉の動きを感じながら、レーズンをゆっくり鼻のほうへ近づけます。

・鼻に近づけると何かにおいがしますか？　息を吸うたびに、においをよく感じてみてください。

・口や胃のなかではどんな変化が起きていますか？　唾液が出ているかもしれません。

（6）口のなかに入れる

・レーズンを口のほうへ運びます。唇に触れたときの感覚を観察してください。

・口のなかに入れます。でも、まだ噛まないように。

・舌の上にのせておいてください。微細な味に気づくかもしれませんし、気づかないかもしれません。

・口蓋に触れるのを感じるかもしれません。

・奥歯のあいだでレーズンを動かし、しばらくそのままにしておいてください――まだ噛みません。

・噛みたいという衝動や気持ちがわいてきますか？　気づいてください。

(7) 味わう

・一度だけ噛みます。どのような味にも気づいてください。

・もう一度、噛みます。味が変化したでしょうか？　変化に気づいてください。

・もう一度噛み、また噛みます。

(8) 噛む

・ゆっくり、とてもゆっくり噛みましょう。

・音や食感、味、変化に気づいてください。

・ゆっくり噛み続け、噛むものがほとんどなくなるまで噛みましょう。

(9) のみ込む

・形がほとんどなくなるまで噛んだら、のみ込みます。

このとき、のみ込む前に生じる「のみ込もう」という意思に気づけるでしょうか？

(10) 終わる

・噛んだレーズンが胃に入り、口のなかで何も感じられなくなるまで観察します。

これで「食べる瞑想」は終わりです。体で何を感じましたか？　これまで気づいたことのない何かに気づきましたか？　何を発見するかはわからないものです。皆それぞれの感じ方で経験するでしょう。

ここで重要なのは、経験していることをただそのまま観察することです。経験したことが正しいとか間違っているという評価や判断はしません。ただ気づき、観察するのです。経験したことをしばらくふり返ってみましょう。どのような経験をしましたか？　何に気づきましたか？　もしあまり思い浮かばないようなら、次の項目を観察するとよいでしょう。

・最も強い印象を受けたことは何か？
・レーズンを手のひらにのせたとき、どのように感じたか？
・色や形を観察しているとき、どのようなことに気づいたか？
・親指と人さし指で触れているとき、何かに気づいたか？
・近づけて眺めたときはどうだったか？
・においは感じたか？　感じた場合、どのようなにおいだったか？
・口に入れたとき、何を感じたか？
・レーズンを奥歯のあいだに置いたとき、噛みたいという衝動に気づいたか？

・気づいた場合、噛みたいという衝動がありながらも、噛まずにいるとはどのような感じだったか？
・最初に噛んだとき、どういう感じだったか？
・次に噛んだときは？
・噛んでいるとき、何か音が聞こえたか？
・どのような味がしたか？
・ゆっくり食べているとき、どのような気持ちだったか？
・ほかに気づいたことはあるか？

この瞑想は、経験したことを詳細に記憶する練習ではありません。五感で感じていることにしっかり気づく練習です。

参加した方のなかには、瞑想を楽しみ「レーズンがこんな味だなんて知らなかった」と喜ぶ人もいれば、「つまらなかった」と言う人もいます。「レーズンはおいしいと思っていたけれど、皮が苦い。これまで気づかなかった」と言う人もいます。また、「レーズンは嫌いだからこの瞑想をやりたくなかったが、やってみるとそれほど悪くなかった。レーズンが好きになった」と話す人もいます。色や形、手触りについて感想を言う人、においをかいだときに幼いころの記憶を思いだしたと言う人もいます。「注意が別のことにそれてばかりいることに気づいた」

と話す人もいます——経験に関連してあれこれ思考が浮かんできたのかもしれません。「ほとんど何も感じなかった」と言う人もいます。

このように経験は人それぞれで、楽しいと感じる人もいれば、楽しくないと感じる人もいます。でも、楽しいか楽しくないか、感覚をいろいろ感じたか、あまり感じなかったか、感覚に集中し続けられたか、注意がそれてばかりいたのかは関係ありません。この瞑想の目的は、経験していることに「気づく」ことですから。

私たちはふだん、自動的に食べていることがほとんどです。テレビを見ながら、子どもに学校へ行く支度をさせながら、運転しながら、おしゃべりをしながら、何かをしながら、手でひと握り分つかみ、口のなかに放り込んでいます。手のひらでどのような感覚がするのか、どのような色や形なのか、どのようなにおいがするのか、どのような味がするのかには気づいていません。さまざまな感覚を感じているはずなのですが、気づいていないのです。

このように、人には行為にあまり注意を向けなくても、自動的におこなえる特別な能力があります。複雑なことでも、自動的にできるのです。

たとえば車で五〇キロほど走って目的地に着いたとき、ふと「あれ、どうやってここまで来たんだろう？」と思ったことはありませんか？　車を運転する方ならたいてい経験したことがあるでしょう。完全に自動モードで運転しているのです。これは並大抵のことではありません。考えてみてください。車を運転するという行為には、潜在的に死にいたる危険性もあるのです。

たとえば高速道路の中央車線を時速一一〇キロで走っているとしましょう。内側の車線には、大型トラックが時速九五キロで大きな音を響かせて走っています。外側の車線には、横暴な車が時速一三〇キロから一六〇キロで通り過ぎていきます。誰かがハンドルを切ると、事故が起こることは間違いありません。もしかすると死ぬ可能性もあるのです。

私たちは頭のなかで何か別のことを考えたり、計画をたてたり、想像や空想をしたりしながら、自動操縦モードで運転することができます。でも、そのような状態で高速道路を走っていても、大惨事に遭うことはめったにありません。これは、自動操縦モードで上手に運転しているからです。

しかし、初めて運転したときは、自動操縦モードでできませんでした。何もかもがぎこちなく、どちらがクラッチで、どちらがブレーキか、一瞬一瞬慎重に判断しなければなりませんでした。準備しなければならない厄介な仕事について考えることなど、とうていできなかったのです。

このように、運転を始めたばかりのころはちょっとした会話さえできませんでした。でも、徐々に運転を自動化していき、いまではある程度自動的に運転できるようになっています。運転しながら他のことを考えることもできるのです。

この自動操縦のおかげで、私たちの能力は広がります。ひとたび習慣（ルーティン）が形成されると、意識的におこなうよりも、脳の資源をほとんど使わずに行動できるようになります。

この優れた能力によって、[1] 私たちは日々非常に多くのことを自動的にこなすことができるのです。

たとえば、家内と私には「寝る前のルーティン」があります。たいてい夜の一〇時半から一一時半ごろになると、テレビやエアコンのスイッチを切り、裏口のドアの鍵をチェックします。ネコが家にいることを確認し、玄関の鍵をかけ、二階に上がって歯を磨きます……。別に考えて行動しているわけではありません。突然「ああ、なんてことだ。もう寝る時間だ。どうしよう、どこから始めればいいんだ。そうだ、まず裏口のドアの鍵を確認しよう。私がチェックするから、きみは玄関の鍵をチェックしてくれ。よし、終わった。さて次は何をすればいいのか？　そうだ、テレビ。私がテレビのスイッチを切るから、きみはエアコンのスイッチを消してくれ。よし、終わった。あ、そうだ……ネコ、ネコはどこだ……？」と、こういうふうに考えているわけではないのです。考えず、ただ毎日、寝る前に自動的におこなっているのです。

私たちは一日をとおして、何百、いや何千ものルーティンをしながら日々を過ごしています。これはすばらしいことです。でも、問題もあるのです。

自動操縦モードで見過ごしているもの

自動操縦モードで日々を過ごしているとき、多くのことを見過ごしています。なかには、人生を本当に豊かにしてくれるものもあるのです。

朝、家を出てから駅まで歩くとき、空気の新鮮さや陽の光が差していることに気づくかもしれません。でも見落としました。今日の「することリスト」を自動的に考えていたからです。その朝すでに一〇回も――。

自動操縦モードで過ごしていると、日々、いや一生を豊かにするシンプルな出来事をたくさん見逃してしまいます。春、最初に出る新しい芽、陽の光に輝くクモの巣、鳥の鳴き声、メロンの味など――。こうしたものを感じるのに、時間はかかりません。でも見過ごすと、人生はほんの少し味気なくなります。そしてこの味気なさは徐々に増えていくのです。そこで、少し立ち止まり、日々の小さな出来事にシンプルに気づくなら、人生はだんだん豊かになっていくでしょう。

朝、「いじめられているから学校に行きたくない」と打ちあけたときの娘の瞳。でも、見過ごしました。いつもの「家族そろって朝食をとるルーティン」を自動的におこない、娘の声に耳を傾けなかったからです。あるいは、朝、挨拶をしたときの同僚の声のトーン。家庭で深刻な問題が起き、仕事に影響するから話を聞いてほしいとのこと。でも「通勤のルーティン」を自動的におこなっていたため、見過ごしてしまったのです。

自動的に行動する能力は、とても大切で、役に立つものですが、この自動操縦モードから抜け出て、目の前にあるものに対して意識的になることも非常に重要なことなのです。

自動的に過ごす人生は、たいてい意識的に過ごす人生よりも味気なく、効果的ではありません。ある意味、ほとんど生きていないとも言えるでしょう。問題はほかにもあります。

自動操縦モードは負担にもなる

自動的に行動することは、コンピュータでウインドウをいくつも開くようなものです。これはものごとを効率的に処理する手段ではありますが、ウインドウを開きすぎると、しなければならない作業がいくつも起動するため、コンピュータの動作が遅くなり、壊れることさえあるのです。

思考も同じです。思考が自動操縦になると、処理できず、苦しみが増大します。たとえば、緊急の用件で同僚と話しているときにメールの受信音が鳴ったり、夕方パートナーといっしょに過ごす約束をしていたのに残業しなければならず、キャンセルすると相手はどう思うだろうかと考えたりすると、気がめいってしまいます。

そこで、ときには自動操縦から意識的に離れて、何に焦点を向けるのかを選ぶ必要があります。でも、特定のやり方で――。

問題を無理やり解決しようとすることは、役に立ちません。これはすでに動作が遅くて、いまにもクラッシュしそうなコンピュータのウインドウを、さらにもうひとつ開くようなものです。そうではなく、ウインドウをいくつか閉じ、心や感情の資源がひとつの対象だけに集中できるようにするのです。

そこで、マインドフルネスのトレーニングをすることで、ものごとがうまくいかなくなる前に、ひとつのことに焦点を合わせられるようになっていきます。それで自動操縦から離れ、移り変わってゆく一瞬一瞬に効果的に集中できるようになるのです。

役に立たない自動思考

自動パターンのなかには、まったく役に立たないものもあります。「はじめに」の「参考②マインドフルネス認知療法」において、メアリーの話をご紹介しました。疲れて家に帰り、留守番電話のメッセージを再生したところ、パートナーから「帰宅が遅くなる」とのメッセージ。メアリーの頭のなかで一連の自動パターンが作動し、高揚した気分からいっきに落ち込んでいったのです。

どういう自動パターンが回転するかは人それぞれですが、ここで根底に流れている心の傾向はすべての人に共通しています。誰もが皆、心理的にも感情的にも、大なり小なり自動思考を実行しているということです。役に立たない思考や感情をエネルギー源にし、増殖させているのです。これはまったく無益なことです。

自動思考にはさまざまなものがあり、人によって傾向が異なります。「どうせうまくできない、無理だ」と考える人、何かをしようとするときいつでも思考の背後で「こんなことしたって意味がない」と考える人もいます。反対に、「自分はすばらしい」という自動思考もあります。自分と他人とを比較し、他人を押しのけて自分をよく見せようとするのです。また、いつでも最悪の結果を想像してしまう破滅的な自動思考もあります。こうした役に立たない自動思考が非常にたくさんあります。そのいくつかを次の理解①でご紹介しましょう。

理解① 役に立たない自動思考

次にあげるのは、役に立たない思考の癖です。このなかで皆さんに思いあたる癖がないか、チェックしてみてください。

・「全か、無か」思考

ものごとを白か黒かだけで判断してしまうことです。中間のグレー層は見えません。何かをしようとするとき「絶対うまくいかない！」とか、レストランでウェイターが注文を間違えると「この店は最低だ。ディナーが台なしになった！」と、全部ダメだと考えることです。あるいは尊敬している人がほんの少し間違えたのを見たとたん、軽蔑してしまうことです。

・過度の一般化

経験や証拠が十分ないにもかかわらず、個々の事例を全体に当てはめて考えることです。たとえば、ある出来事がきっかけで引きこもりになり、ほとんど家ですごしている人は、友人が新しい人に会えるようディナーに誘ってくれたとしても、「無駄だ、どうせみんなに嫌われる」と決めつけてしまうことです。

・心のろ過（フィルタリング）

誰でも自分の考えに合わない情報をろ過する傾向があります。ろ過とは、ポジティブな面を排除し、ネガティブな面だけに注目することです。たとえば二〇人の前でプレゼンテーションをしたとします。聴講者全員が「とても参考になった」と喜んで部屋を出ていきますが、一人の同僚に「ちょっとわかりにくいところがあった」と言われたとたん、「プレゼンテーションはひどかった、うまくできなかった」と考えるのです。

・マイナス化思考

うまくできたことを喜ぶべきなのに、それを半減させ――謙遜からか疑念からか――「うまくできなかった」とネガティブなことへとすり替えてしまうことです。

・心の読みすぎ

人の行為やしぐさを見て、自分勝手に考えることです。多くの場合、ネガティブに考えます。「あの人は私を避けたから、私のことを嫌っている」というように。あるいは、よく調べることなく最悪のケースを予想することです。「彼女に私の考えを詳しく書いてほしいと頼まれたけれど、時間の無駄――彼女はすでに決めているにちがいない」

・未来の間違った予測

結果はどうなるのかわからないのに、未来の出来事を決めつけることです。それも否定的に決めつけることが多い。たとえば、試験の勉強を十分したにもかかわらず、「きっとうまくいかない」と思い込むことです。

・過大評価と過小評価

自分の失敗や短所、恐怖心などネガティブな面を過大にとらえ、成功や長所、チャレンジ精神などポジティブな面を過小にとらえること。あるいはその反対で、ネガティブな面を過小評価し、ポジティブな面を過大評価することです。

・破滅的思考

およそありえないのに、極端に最悪の結末を想像することです。「もう取り返しがつかない、大惨事になる！」というように。また、ちょっと不快なだけなのに、手に負えない耐えがたい事態だと考えることです。

・感情的な決めつけ

自分のネガティブな感情を事実だと決めつけるか、あるいは感情だけでものごとを判断することです。たとえば、自分はバカでつまらない人間だと思う――だからそうにちがいないとか、自分は飛行機に乗るのが怖い――だから飛行機に乗るのは危険だ、などと決めつけることです。

・「すべき」思考

たとえ特別な状況があったとしても、自分も他人も皆例外なく「間違えるべきではない」と考えることです。たとえばピアニストがコンサートのあと、「間違えてはいけないのにたくさん間違えた」と考えることや、歯医者で予約時間が過ぎても待たされていると、「医者は時間どおりに診療すべきだ」と考えて強い憤りを感じたりすることです。「もしかすると急患を診ているのかもしれない」とは考えません。

・レッテル貼り

他人や自分の行為を一時的なものとして見るのではなく、その人全体の性格だと考えることです。たとえば、「これについては失敗した」ではなく、「こんな間違いをするのは敗者しかいない」と極端に判断し、「自分は敗者だ」と決めつけることです。

また、初対面で悪い印象を受けた人に対して、「いやな人だ」というレッテルを貼り、性格をよく見ることもせず、証拠もないのに、その人とつきあわないことです。

・誤ったレッテル貼り

他人の価値感に対して強い言葉でレッテルを貼ったり、言外の意味をにおわせたりすることです。たとえば、母と子のきずなを大切に考えている人は、保育園に子どもをあずけている母親を見ると、「他人に育児を任せている」と誤って見ることです。

・自己関連づけ

自分がコントロールできない出来事に対して、賞賛も非難もすべて自分の責任だと自分に関連づけて考えることです。たとえば自分の子どもが学校でうまくいっていないと、原因は別のところにあるかもしれないのに、「自分が悪い、ダメな母親だ」と自分のせいにすることです。

・他人を責める

自分の不満を他人のせいにすること。夫婦間で問題が起こった場合、自分の悪いところは見ずに、相手を責めることです。

・自分はつねに正しい

うまくいかないときはいつでも自分は正しく、悪いのは他人だと考えることです。

自動操縦ボタンを押すのは簡単

私たちは誰でも、反応を引き起こすトリガー（引き金）をもっています。周りの世界で起きている出来事、他人の言葉、次々にわき起こる記憶や思考などが引き金になり、それに対して自動的に反応するのです。たとえば妻が夫に「ああ、なんてだらしないの！」とからかうと、夫はすぐに一三歳の少年のようにへそを曲げて黙り込み、しばらくたってからなんとか立て直そうとします。このように、習慣化した過去の思考、感情、身体感覚、衝動のパターンが気づかぬうちにわき起こり、いつのまにか作動するのです。

一方、自分の思考・感情・身体感覚・衝動に気づいているときには、自由が広がります。気づくことによって、これまで困難を引き起こしてきた過去の馴染みあるパターンに陥らずにすむのです。

マインドフルネス・トレーニングで選択肢が広がる

このように、自動ルーティンは私たちが日頃おこなっていることですが、なかにはまったく役に立たないものもあります。

そこで、マインドフルネスのトレーニングをすることで、この自動ルーティンにあるがままに気づけるようになります。いつ自動操縦に巻き込まれているのか、どうすれば抜けだせるのかということがわかるようになってきます。毎日、少し時間をとって自動操縦から離れることで、「マインドフルでいる」ことを身につけていくのです。

マインドフルでいることで、瞬間瞬間がいきいきと新鮮になり、豊かになります。ついやってしまう役に立たない自動パターンに気づけるようになり、反すうや破滅的な思考、過度の自己批判など強い自動思考にもいくらか気づけるようになるでしょう。その後、そのような思考はたんなる思考にすぎない、と認識するスキルが身につき、自分に対しても、習慣や癖に対しても、あたたかい思いやりをもって関われるようになるのです。

また、現在の瞬間に気づくなら、注意を別のところに切り替えることができるようになります。たったひと粒のレーズンを食べるだけでもあれほど多くのことを経験しているのだから、気づきを向ける対象はたくさんあるはずです。別のものを観察したり、マインドフルに気づいたりして、自動思考から離れるようにしてください。

ここに、ひとつ注意点があります。マインドフルネスは、ゆっくり行動すればいいというものではありません。重要なのは、現在の瞬間に十分気づくことです。世界最強のテニス・プレーヤーのひとりノバク・ジョコビッチ（Novak Djokovic）は、体と精神と感情をよい状態に保つためにヨーガや瞑想をしています[2]。でも、コートのなかでは最速です！

ボディスキャン

次の瞑想は「ボディスキャン」です。これは体の各部位に順番に注意を向けていく練習です。ボディスキャンの目的は、「気づき、目覚める」ことです。くつろぐことやリラックスすることではありません。そうなるかもしれないし、ならないかもしれません。狙いは、より目覚めることです。体のさまざまな部位に注意の焦点（気づきのスポットライト）を順番に向けていき、一瞬一瞬、体で感じている感覚（あるいは、感じていない部分）を直接経験するのです。

ボディスキャンをおこなう前に、数分ほど次のエクササイズを試してみましょう[3]。

・少しのあいだ、手を見つめてください。
・次に、手についてしばらく考えてください。考えているとき、思考が手以外のところにそれたなら、そのままにしておきましょう。
・次に、本を置いて両手を二回強くたたきます。

・手を感じてみてください。何を感じますか？　ヒリヒリした感じ？　チクチクした感じ？　あたたかさ？

手について「考える」ことと「感じる」ことの違いに気づいてください。ボディスキャンで注目するのは、後者の「感じる」ほう――実際の身体感覚――です。瞬間瞬間変化している体の感覚を感じることです。

このエクササイズでは、注意を向けやすくし、感覚をはっきり感じとれるように、両手をたきました。ボディスキャンをするとき、全身の感覚にくまなく気づける人はほとんどいません。気づけなくても問題ありません。この実践の目的は、微細な感覚でも実際に感じている体の感覚を瞬間瞬間ただ感じることですから。感覚を感じない部分があるかもしれませんが、それはそれで大丈夫です。ごく普通のことです。目的は、感じている感覚に気づくことです。

ボディスキャンは、ベッド、または床にマットや敷物を広げてあおむけになったり、椅子に座って背筋を伸ばしたりしておこないます。現代は睡眠不足に悩まされている人が多いようですが、ボディスキャンをすることで眠りやすくなります。ただ、眠ると気分がよくなるかもしれませんが、これは実践の目的ではありません。目的は、できるだけ目覚め、気づくことです。

実践中、少しのあいだ居眠りしてしまっても、いつでも体の感覚に注意を向けてボディスキャンに戻ることができます。でも、もし眠気が問題になる場合には、枕を敷いて頭を高くしたり、目を開けたり、座る姿勢に切り替えたりして、眠気をさましてください。

それでは、実際にやってみましょう。あおむけになるか、座るか、姿勢を決めてください。

実践② ボディスキャン瞑想

(1) 姿勢をととのえる

まず姿勢を選び、時間をかけてととのえます。あおむけの姿勢なら、両足は交差させずに少し離し、腕は体の横に置いて、なるべく体を左右対称にしてください。頭は小さな枕やクッションの上にのせてもよいでしょう。暑すぎたり、寒すぎたりしない、穏やかに感じる場所を選んでください。

(2) 呼吸に注意を向ける

姿勢がととのったら、呼吸の動きや体の感覚に注意を向けます。お腹の感覚から始めるとよいかもしれません。息が出入りするたびに、感覚が変化しているパターンを感じてください。感覚をよく感じて観察しましょう。また、体が床や椅子に触れている感覚にも気づいてください。

(3) 体を観察する

・では、意図的に息を数回吸って吐きます。このときお腹に手を当てると、呼吸の動きが感じやすくなるかもしれません。息を吐くたびに、床やベッド、椅子に体が沈み込んでいく感覚を感じましょう。数回呼吸をして心が落ち着いたら、手をお腹から離し、今度は呼吸が自然に出入りするのを感じてみてください。

準備ができたら、体の各部位の感覚に注意を向けていきます。まず、左足の親指に「気づきのスポットライト」を当ててください。どんな感覚に気づきますか？　あたたかさ、冷たさ、うずき、むずむずした感じ……。それとも、何も感じませんか？　何であれ、感じている感覚に気づいてください。気づいた感覚に、できるだけ穏やかな好奇心をそっと向けましょう。

次に、両足のつま先にそれぞれ順番に注意を向けていきます。穏やかに、興味をもって、注意をそっと向けるのです。指と指が触れている感覚、うずき、あたたかさ、しびれなど、感じる感覚は何でも気づいてください。

・次に、息を吸うとき、息が鼻から入って肺や体のなかをとおり、左のつま先までずっと流れていくのを感じたりイメージしたりしましょう。また、息を吐くとき、息が左のつま先から足、脚、上半身へと上がり、鼻から抜けていくのを感じたりイメージしたりしましょう。これを数回くり返します。息を吸うたびに息がつま先まで下がり、吐くたびにつま先から鼻に戻るのを感じるのです。できるだけ好奇心をもち、想像的に、実験的に、ただ呼吸を続けましょう。

・次に、息を吐くとき、注意を左のつま先から離して、足の裏に移します。穏やかな好奇心をもって、足の裏とかかと（かかとが床に触れる感覚）を観察します。感覚とともに、呼吸も観察してください——背後で呼吸に気づき、前面で足の下部の感覚を感じるのです。

・「気づきのスポットライト」を足の残りの部分——足首、足の甲、足全体——にも広げていきましょう。

その後、息を吐きながら、注意を左足から離して、左の下ももに向けます。ふくらはぎ、すね、膝へと順番に移し、それからふとももに注意を向けていきます。

・このようにしてボディスキャンを続けます。しばらくのあいだ、体の各部位を順番に、ゆっくりと感じてみましょう。

今度は、右足に移ります。右のつま先、足、足首、ふくらはぎ、膝、ふともも、それから骨盤の周辺――脚のつけ根、陰部、臀部――に注意を向けます。さらに腰、腹部、背中、肋骨、胸へと移動します。

・その後、両手に移ります。右手と左手を同時に感じてください。五本の指先の感覚を観察することから始めましょう。息を吸いながら、注意を指先に向けて感覚を感じ、息を吐きながら、注意を指全体に広げます。これを二、三回くり返しましょう。

その後、指から離れて、注意を順番に、手、手の甲、手首、前腕、ひじ、上腕、肩、首、顔（あご、口、唇、鼻、ほお、耳、目、ひたい）、それから頭全体に向けます。

・最後に、頭頂に注意を向けます。クジラの噴水孔のような穴があいているとイメージしてもよいでしょう。頭頂をとおって息を吸い、頭頂から吐きだします。

あるいは、頭頂から息を吸い、体全体にとおして足の裏から吐きだし、その後、足の裏から息を吸って体に上げていき、頭頂から外に吐きだしてもよいでしょう。

・ボディスキャンを終えるときには、数回、呼吸を全身にとおしてください。全身の感覚に注意を向け、数分ほど体のなかに出入りしている呼吸に気づきます。その後、マインドフルに体を動かしましょう。

・ボディスキャンをしているとき、緊張や強い感覚に気づくかもしれません。そのときは、その感覚を意識しながら呼吸をします。緊張している感覚に静かに息を吸い込み、優しい思いやりをもって、気づきを向けるのです。息を吐くときには、できるだけその感覚を解放してください。緊張はほぐれるかもしれませんし、ほぐれないかもしれません。もしほぐれなければ、その緊張といっしょにいて、そのままにしておきましょう。できるだけ自分と体に対して、あたたかい思いやりをもっておこなってください。

・しばらくすると、不快を感じ、動きたくなるかもしれません。そうなったとき、選択が二つあります。ひとつは、「マインドフルに動く」ことです。このとき、動きたいという意思に気づき、動いているときに生じるすべての感覚に気づきながら、マインドフルに体を動かします。もうひとつは、どのような感覚であれ「生じている感覚といっしょにいて——そのままにしておき——その感覚に対して思いやりのあるあたたかな好奇心を向ける」ことです。

ボディスキャン中、注意がたびたび呼吸や体からそれてしまうことは避けられません。それることは問題ではなく、それが心の性質なのです。注意がそれたことに気づいたら、ただ確認し、どこにそれたのかを見て、その後、体の感覚へと注意をそっと戻してください。

・役に立つようなら、頭のなかで静かに言葉で確認するとよいかもしれません。考えているときには「考えている……」、計画しているときには「計画している……」、ぼんやりしているときは「ぼんやりしている……」というように。何であれ、生じた現象に対して言葉を使って確認するのです。その後、穏やかに、思いやりをもって、注意を体に戻しましょう。

ボディスキャンが終わったあと

マインドフルネスのコースに初めて参加した方が、ボディスキャンが終わったあとに報告してくれたことを少しご紹介しましょう。

〈つま先に注意を向けても何も感じなかった。脚を動かしたら少し感じたが、下脚はほとんど

感じなかった。「何かを感じなければいけない」と思っていたせいか、不快でへんな感じだった。〉

最初は、体の感覚を感じることに慣れないかもしれません。体には強く感じるところもあれば、何も感じないところもあります。何も感じないことは、失敗でも間違いでもありません。そのとき感じている感覚を観察すればよいのです。そこで、このときいかにすばやく価値判断を入れているかということに気づいてください。私たちは何かをするとき、「正しいやり方がある」と考える癖があり、実際、正しいやり方で実践したがります。与えられた指示どおりに実践しようとしますが、やってみると、そのようにできないこともあります。それで、うまくできない、やり方が間違っている、と考えてしまうのです。

このようなとき、価値判断を入れているということに気づいてください。優しい思いやりをもって、自分にこう言ってもよいでしょう。「ほら、また価値判断を入れている……」と。その後、実際に経験している体の感覚に注意を戻すのです。

〈ずっと居眠りしていた……。〉

これはよくあることです。私たちの文化では寝不足ぎみの人がほとんどです。数分ほどなら居眠りしても問題はなく、むしろリフレッシュできるかもしれません。目がさめたら、そのまま再びボディスキャンを続けてください。

でも、眠り込んでしまったら、そのぶん無駄に過ごしたことになります。そこで眠くなったときには、椅子に座って背筋を伸ばしたり、目を開けたりして実践してください。そうすれば、起きていられるでしょう。あなたにとって一番効果のある方法を試してみてください。

〈とてもそわそわした。いやな感じだった。動きたかった。でも、動きたいという衝動をぐっとおさえ、我慢してボディスキャンを続けた。〉

ここで何が起きているのかに気づいてください。「うまくやろう」と頑張ると、体に力が入りやすくなります。このとき、どういった感覚を感じているのかをしばらく観察するとよいでしょう。そわそわしているなら、そわそわした感覚をそのまま観察してください。

そのように観察しても、まだ「動きたい」という衝動が続いている場合には、マインドフルに動いてください。あるいは、もう少しその感覚にとどまるのもよいでしょう。経験している感覚を、瞬間瞬間、観察するのです。感覚を観察するのに、正しいやり方も間違ったやり方もありません。見つけた感覚をそのまま感じ、観察するだけでよいのです。

〈ボディスキャンをすればリラックスできると思ったのに。〉

もう少しリラックスしたい、と思った方は多いでしょう。ボディスキャンをすれば、リラックスできるかもしれませんし、できないかもしれません。でも、ボディスキャンの目的はリラックスすることではありません。よりマインドフルになり、瞬間瞬間、体に起きていることを発見し、優しい気づきを向けることが目的なのです。

〈体のあちこちがかゆくなり、かきたくてたまらなかった。途中でふと「いま何時だろう」と思って目を開けたが、すぐに「ああ、目を開けてはいけない」と思った。〉

かゆみはとてもいやな感覚です。でも、すぐにかくのではなく、それに対処する別の方法があります。かゆみがあることを受け入れ、観察するのです。かゆみが一番強い部分はどこですか？　最も弱いのは？　それは変化しますか？　動きますか？　脈打っていますか？　かゆみに対して心を開き、観察できますか？

観察してもおさまらない場合には、マインドフルにそっとかいても問題ありません。少しくらいなら目を開けても問題ないのと同じです。ボディスキャンには、失敗も間違いもありません。感じている感覚を、マインドフルに経験することだけです。これが最も重要なことなのです。

〈注意がずっとそれていた。〉

注意があちこちにそれることは、心の性質です。それたときには、どこに行ったのかに気づき、その後、体にそっと戻してください。頭のなかで言葉で確認してもよいでしょう。「ああ、また計画している……」などと。その後、優しく注意を体に戻すのです。そこで、もし注意が一〇〇回それたなら、一〇〇回戻してください。「それたら戻す」ことが、非常に重要な実践なのです。

ボディスキャンをすることで、体を深く知るようになります。作家のジェイムズ・ジョイス（James Joyce）は、著作『ダブリナーズ』（*The Dubliners*）のなかで、「ダフィー氏は自分の体から少し離れたところで生きていた」と書いています[(4)]。

このダフィー氏のように、二一世紀に生きるほとんどの人が、体から少し離れたところで生きています。コンピュータやタブレット、スマートフォン、メールなど電子メディアから情報を得ることに多くの時間を費やしています。もし私たちがマインドフルでなければ、人として十分生きるのではなく、棒の先の風船のように生きることになるでしょう。体を「頭を持ち運ぶだけのもの」として扱うのです。

しかし、これは完全に的外れです。人間の全容を十分経験するためには、心身の全体的なシステムに目覚める必要があります。それには思考だけでなく、実際に体で経験する必要があるのです。

逸話① もし、もう一度人生をやり直せるなら

マインドフルでいられるなら、人生はより充実するでしょう。詩をひとつご紹介しましょう。私の知るかぎり、アメリカのユーモア作家にして漫画家でもあるドン・ヘロイド（Don Herold）が書いた詩です。

タイトルは、*I'd pick More Daisies*（もっとたくさんのデイジーを摘もう）です。一九五三年一〇月にリーダーズダイジェストから出版され、その後、さまざまな形に変わっていきました。やがてそのなかのひとつがスペイン語に翻訳され、アルゼンチンの作家ホルヘ・ルイス・ボルヘス（Jorge Luis Borges）に認められて、ボルヘスの詩として英語に再翻訳されました。

私が最初にこの詩を読んだのは、マインドフルネスの指導用の手引書です。そこには、アメリカの女性詩人ナディーン・ステア（Nadine Stair）が八五歳のときに書いたものが紹介されていました。詩そのものも、その詩が変わっていく経緯も、マインドフルネスについて何かを教えてくれます。何度も読み返すなら、最初に受けた印象よりも多くのことに気づくでしょう。

もし、もう一度人生をやり直せるなら

もし、もう一度人生をやり直せるなら、
今度は、もっとたくさんの失敗をしよう。
楽に生きよう、肩の力を抜いて。
いまの人生よりも、もっと愚かに生きよう。
あまり深刻に考えずに。
もっとチャンスをつかまえよう。
もっと山に登り、もっと川で泳ごう。
もっとアイスクリームを食べ、豆は食べない。
たぶん、現実的なトラブルは多くなるけれど、
心のトラブルは少なくなるだろう。

これまでは、いつも分別と良識のある人として生きてきた。
ああ、よい人生だった。
でも、もしもう一度やり直せるなら、もっとすばらしい人生を。
すばらしい瞬間で、人生をうめつくそう。

先のことを考えて日々を過ごすのではなく、
その瞬間を生きよう。
これまでは、どこへ行くときも体温計と湯たんぽとレインコートとパラシュートを持っていくような人だった。
もし、もう一度やり直せるなら、今度はもっと身軽に旅をしよう。
春には早くから裸足になり、秋には遅くまで裸足のままでいよう。
もっとダンスに行って、
もっとメリーゴーランドに乗って、
もっとデイジーを摘もう。

実践③　ボディスキャンのこつ

・ボディスキャンをしているとき、何を感じても途中でやめたりせず、そのまま続けてください。居眠りしたり、注意が散漫になったり、考え続けたり、調子の悪い部分に注目したり、あるいは何も感じなかったり……そうしたことが瞬間瞬間、私たちが経験していることです。できるだけ思いやりと好奇心をもって、それらに気づいてください。

・注意があちこちにそれてしまう場合には、心は揺れ動くものだと確認して、穏やかにボディスキャンに戻ってください。「それるたびに戻る」ことを何度もくり返すのです。

・「うまくできない」「うまくできた」「上手にやらなければ」などという考えがわき起こってきたら、そうした考えをそのままにしておき、体の観察を続けてください。ボディスキャンは競争でも、どうしても身につけなければならない技術でもありません。私たちがすべきことは、定期的に何度も実践することだけです。心を開き、思いやりをもって実践するのです。

・ボディスキャンをすればよい結果が得られるだろう、と期待しないようにしてください。ボディスキャンを、植物の種のようなものだと想像しましょう。植えた種を引っかいたり傷つけたりすれば、種は成長しません。適切な条件のもとで育てる必要があります。ボディスキャンも同じです。比較的穏やかに、静かに、定期的にくり返すといった適切な条件を与えることが大切なのです。故意によい結果を得ようと頑張れば頑張るほど、芽を出そうとする種の能力は妨げられます。

・「OK、これがいま経験していることだ」という姿勢で、瞬間瞬間の経験にアプローチしてください。思いやりをもち、経験を経験のままにしておくのです。不快な思考、感情、身体感覚を追い払おうとすればするほど、心は散乱するものです。

・実践してください。実践することが何よりも大切です。

宿題① ホームワーク(1)

(1)今週、六日間、「ボディスキャン瞑想」をおこないましょう(三五分間)。何かを得ようと期待せず、どのような期待もできるだけ脇においておき、経験していることをただ経験してください。

(2)もしよければ、毎回「ボディスキャン瞑想」で経験したことを簡単に記録しましょう。

（3）日常生活のなかからルーティンをひとつ選び、「食べる瞑想」でおこなったときのように、その行為に意図的に注意を向けましょう。たとえば、毎朝コーヒーを飲む、歯を磨く、シャワーを浴びる、体をふいて服を着る、バス停や駅・車まで歩く、食事をするなど、実際その行為をしているときに意識的に気づいてください。

（4）食事をするときはできるだけ、レーズンを食べたときのように気づきながら食べてください。少なくとも一日一食はマインドフルに食べましょう。（これは必ずしもゆっくり食べるという意味ではなく、レーズンを食べたときのやり方で五感を澄ましながら食べるということです）

宿題②　ホームワーク（2）

（1）今週、六日間、「ボディスキャン瞑想」をおこないましょう（一五分間）。何かを得ようと期待せず、どのような期待もできるだけ脇においておき、経験していることをただ経験してください。

（2）もしよければ、毎回「ボディスキャン瞑想」で経験したことを簡単に記録しましょう。

（3）日常生活のなかからルーティンをひとつ選び、「食べる瞑想」でおこなったときのように、その行為に意図的に注意を向けましょう。たとえば、毎朝コーヒーを飲む、歯を磨く、シャワーを浴びる、体をふいて服を着る、バス停や駅・車まで歩く、食事をするなど、実際その行為をしているときに意識的に気づいてください。

（4）食事をするときはできるだけ、レーズンを食べたときのように気づきながら食べてください。少なくとも一日一食はマインドフルに食べましょう。（これは必ずしもゆっくり食べるという意味ではなく、レーズンを食べたときのやり方で五感を澄ましながら食べるということです）

第二週　「呼吸」のマインドフルネス

「第二週」は、八週間のコース全体でおこなう「座る瞑想」の最初の瞑想――呼吸のマインドフルネスから始めましょう。

呼吸は、いつでも自分といっしょにあります。家に置いてくることはできません。

呼吸をするとは、生きているということです。私たちの命は、一瞬一瞬、呼吸によってつながっています。この世に生まれたときの最初のひと息から、死ぬときの最後のひと息まで――次から次へと呼吸でつながっているのです。呼吸はひとつひとつが独特で、異なっています。感情や気分、体調、行為に影響を受けながら、たえず変化しているのです。

呼吸と感情は、互いに関係し合っています。緊張したり怒ったりすると呼吸は浅くなり、動揺すると乱れます。興奮すると速くなり、恐怖を感じると一瞬、息が止まります。一方、幸せや充実を感じたときには、深くてゆったりした呼吸になります。このように、どのような感情を抱いているかで呼吸の質が変わります。また、呼吸の質を変えることで感情を変えることもできるのです。

たとえば、呼吸が浅くなっているとしましょう。それに気づいたら、緊張している、怒っている、などと感情を知り、いったん立ち止まることができます。そして意図的に、ゆっくりと、息を吸って吐くことを数回くり返します。こうすることで、気持ちがいくらか落ち着いていくのです。また、何かにチャレンジするときも、呼吸を使うことができます。息を深く吸い、一拍子か二拍子とどまって、その後、吐きだします。これでたいてい気持ちが落ち着くのです。

このように、呼吸は感情のバロメーターになります。呼吸を見れば、いま心がどのような状態なのかを読みとり、感情を管理できるようになります。必要なときに心を落ち着けたり、困難な課題に取り組む前に呼吸をととのえて準備したりすることができるのです。

この八週間のコースには、「呼吸に注意を向ける」ことから始める練習がたくさんあります。練習するにつれ、呼吸が気持ちや感情、思考、行動に関連して変化していることに気づきやすくなるでしょう。この練習は、呼吸をコントロールすることが目的ではありません。背後で働いている呼吸に気づき、マインドフルになることが目的なのです。

呼吸に気づくことによって、緊張をやわらげることができますし、必要に応じて注意の焦点を狭めたり広げたりすることもできます。呼吸はアンカー（錨）のようなものです。「いま・ここ」に意識をつなぎとめてくれる固定点なのです。

とはいうものの、これはすべての人に当てはまるわけではありません。たとえば喘息を患うなど呼吸に注意を向けるのが困難な方もいらっしゃるでしょう。そのときは、次のことを観察することから始めてください。

まず、練習するにしたがって「呼吸との関わり方が変わるかどうか」です。徐々に呼吸に注意を向けられるようになることもあるのです。でも、もしそうならない場合には、これから本書で述べる「呼吸」の部分を、手や足の感覚、心臓の鼓動など、あなたにとって焦点を向けやすい部分を選び、それを観察対象にしてください。一番感じやすいのはどこですか、少し試してみましょう。

本コースで最初におこなう座る瞑想は、「呼吸のマインドフルネス瞑想」です。まず次の実践①「瞑想の姿勢」のなかから心地よく座れる姿勢をひとつ選び、しばらくのあいだ体に注意を向けてください。その後、息を吸うたび・吐くたびに、注意を呼吸に向けます。「ボディスキャン瞑想」のときに気づいたかもしれませんが、注意はあちこちさまよいます――注意とはそのようなものなのです。そこで、注意が呼吸からそれるたびに、どこにそれたのかに気づき、その後、優しく穏やかに、注意を呼吸に戻すようにしてください。呼吸ひと息ひと息に、あたたかくて優しい関心を向けるのです。呼吸はひと息ひと息、異なっています。呼吸を強引に変えようとするのではなく、そのままの呼吸に気づき、注意を向けてください。それだけでよいのです。ひと息ひと息のなかに実践するスペースがあるのです。

実践① 瞑想の姿勢

私が職場や講座でおこなっているマインドフルネス・コースの「座る瞑想」では、結跏趺《けっかふ》坐《ざ》（あぐら）など特別な姿勢で座るのではなく、椅子に座っておこないます。重要なのは、自分に合った姿勢――楽に、注意深く、背筋をまっすぐに伸ばせる姿勢――を見つけることです。また、体の限界も考慮してください。必要なら、本コースの「座る瞑想」をすべて、あおむけになってすることもできます。ただ、あおむけになると眠りやすくなるかもしれません。

◎椅子に座る

椅子に座って瞑想するときは、できるだけ背がまっすぐな椅子を選ぶのがベストです。座面の高さや角度を調節できるオフィス用の椅子、食卓や台所用の椅子がよいでしょう。

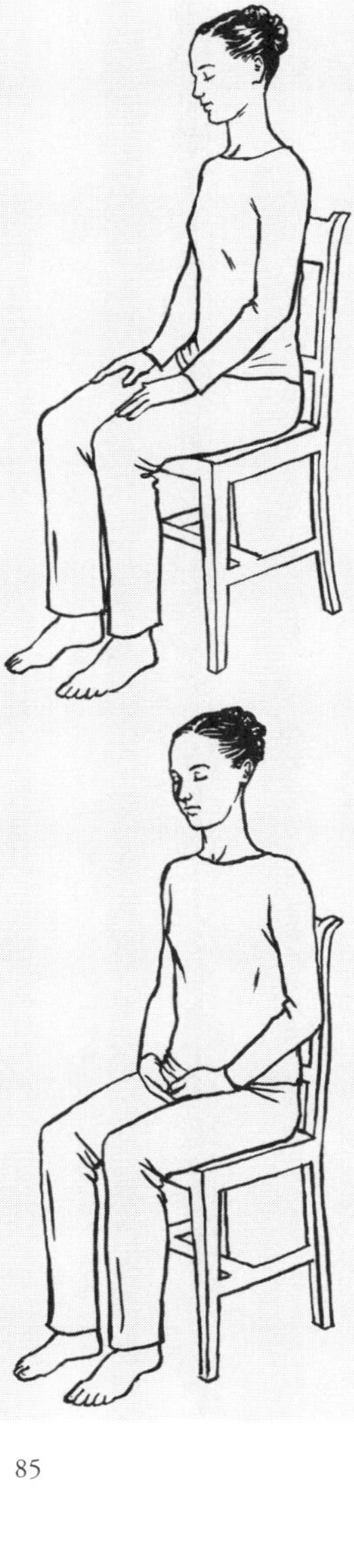

八五ページの図のように、できるだけ背筋をまっすぐ伸ばして座ります。体をこわばらせず、ピンと張りすぎず、椅子から背筋がスッと伸びるように座ってください。

椅子は、背もたれの部分がまっすぐで、足が床に着く高さのものがよいでしょう。もし着かない場合は、折りたたんだ毛布やクッションを一つか二つ床に置き、その上に足をのせてください。背もたれに寄りかからずに座りましょう。

両手は一番心地よいところ――ふとももや膝のあたりに置きます。

姿勢はなるべく左右対称にしてください。これによって注意力が高まり、安定するのです。「椅子の背にもたれかかって座る姿勢」と「背筋を伸ばし、両足を床に着けて座る姿勢」とでは感じ方が違うでしょうか？　後者の姿勢では、より安定感や注意深さを感じるのではないでしょうか？

姿勢がととのったら、「これから瞑想します」と心に合図を送ります。集中し、肩の力を抜き、注意深くなろうという意志をもつのです。

◎床に座る

脚を組んで座る姿勢（あぐら）は、誰でも楽にできるわけではありません。この姿勢で座るときは、両膝を床に着けて姿勢を支えることがとても重要になります（八九ページ図下参照）。両膝を床に着けるには、固めのクッションを一つか二つお尻の下に敷いて腰をもち上げるとよいでしょう。このように、クッションで腰の位置を高くし、両膝を床に着けると、お尻と両膝の三か所が床に触れます――これで姿勢がかなり安定するのです。両膝が楽に床に着いていないと、尾てい骨に負担がかかりやすくなります。もしクッションを高くしても両膝が床に着かない場合は、それぞれの膝の下にクッションを敷いてください。

両手は、膝かふとももに置きます。腰の周りに毛布やショールを巻き、その上に両手を置いて座ってもよいでしょう。こうすると腕の重さが支えられ、肩が前に下がりにくくなるかもしれません。また、両足の下にマットや折りたたんだ毛布を敷いてクッションにしてもよいでしょう。

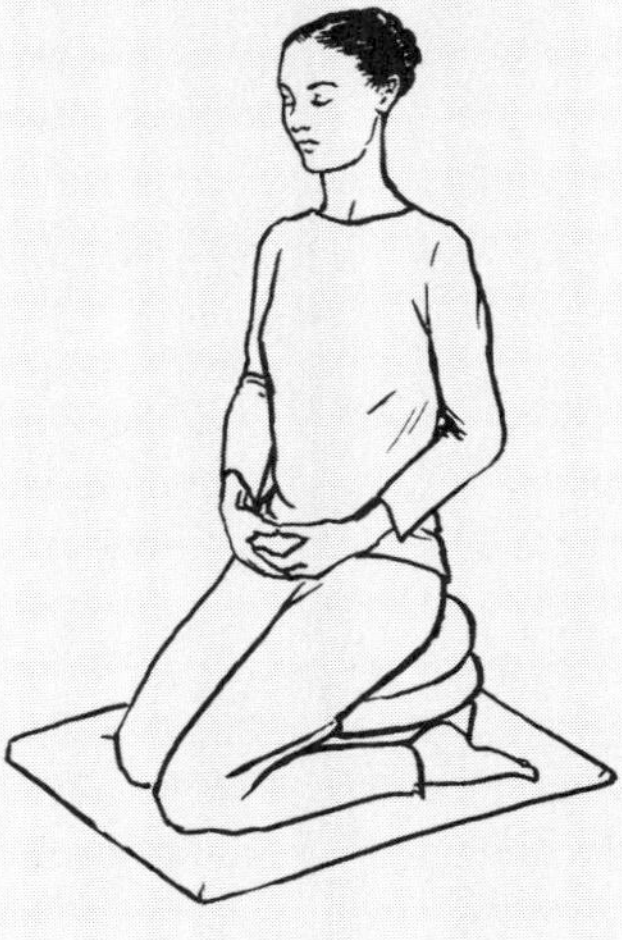

膝を曲げて座る（正座）のを好む人もいます。クッションの上にまたがって座ってもよいでしょう（八七ページ図参照）。

正座の場合、正座用や瞑想用の椅子を使うこともできます。正座の姿勢も、前に説明したように、毛布やショールを腰に巻いたり、マットやたたんだ毛布を床に敷いたりしてもよいでしょう。

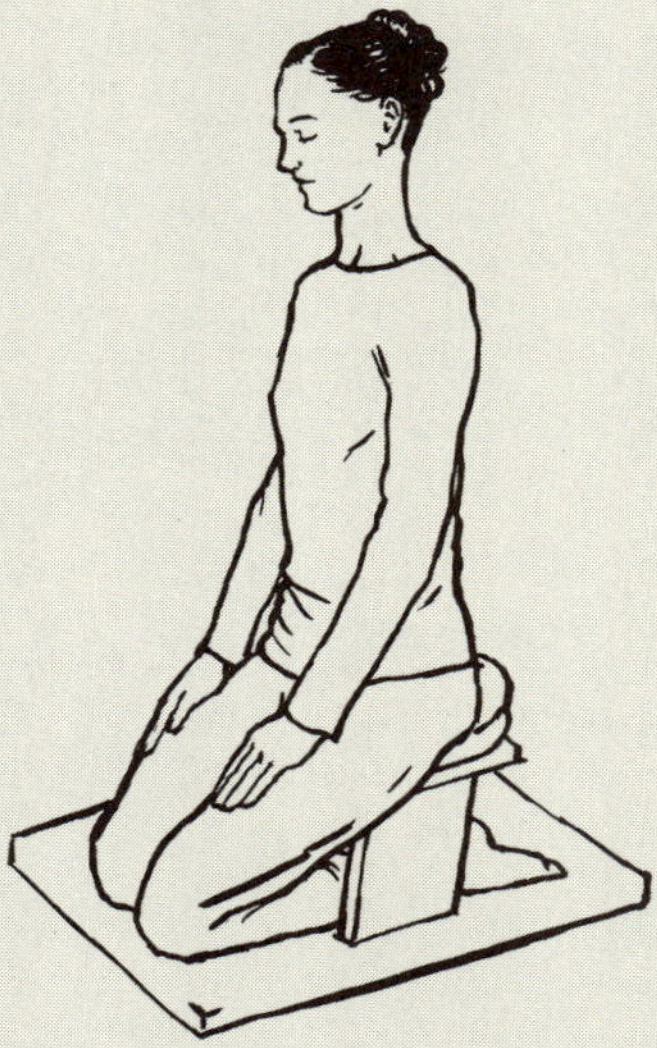

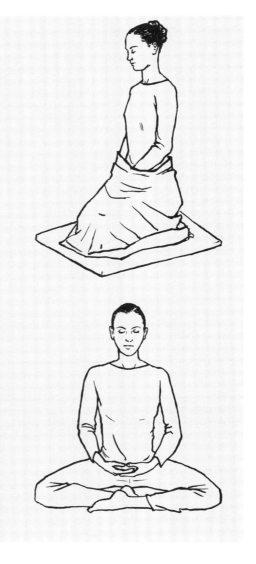

正座や脚を組む（あぐら）場合には、クッションや椅子の高さによって姿勢に大きな差が生じることもあります。低すぎると尾てい骨が自然に外側に落ち込み、高すぎると脊柱が内側に反《そ》って不快を感じてしまいます。ですから、少し時間をとって背筋をまっすぐに伸ばし、高さを調整してください。もしかすると、何度も試す必要があるかもしれません。自分に最も合う高さを見つけるのに、数週間ほど試さなければならない場合もあります。たたんだ毛布やクッションを一つか二つ重ねたり、取り除いたりして、高さを調節してみてください。

このようにお尻と椅子（床）のあいだに毛布やクッションを敷くことで、腰の高さを調節し、安定して座ることができるのです。

◎でも、完璧に楽な姿勢はない

しばらく試しながら調整し、自分に最も合う姿勢を見つけてください。といっても、私たちは肉体をもった人間であり、必ず限界があります。そもそも肉体をもっていながら、肉体から生じる不快をまったく感じない完璧な姿勢というものはありません。不快を感じるのは自然なことなのです。

そこで、完璧に楽に座れる姿勢を求めず、「なるべく心地よく座れる姿勢」を見つけて、瞑想に取りかかってください。

呼吸のマインドフルネス

何も妨げられるもののない静かな場所で瞑想の準備をし、どの姿勢で瞑想するのか、姿勢を決めましょう。

実践②　呼吸のマインドフルネス瞑想

(1) 姿勢をととのえる

時間をとり、まず姿勢をととのえます。あわてる必要はありません。座る瞑想を始める前に少し時間をとって姿勢をととのえることは、瞑想中に発見することに大きな影響をもたらします。

目を閉じてください。もし、開けたままのほうがよければ、とくに何かを見るのではなく、視線を一メートルから一・五メートルほど前方の床に向けておきましょう。

(2) 意図をもつ

少し時間をとり、意図を思い起こします。「これは自分のための瞑想の時間です。思考や空想に耽ったり、計画したり、問題について考えたりしません」と。といっても、思考は自然にわき起こってきます。そこで、注意が思考や何かにそれたことに気づいたときはいつでも、「注意を呼吸に戻そう」という意図を起こしてください。また、それた注意に対してもいらだつのではなく、「優しい思いやりを向けよう」という意図を起こしてください。

(3) 体に気づく

では、体の感覚に気づきを向けましょう。体が床（椅子）に触れている感覚や圧力に注意を向け、それを数分ほど観察してください。

(4) 呼吸の感覚に注意を向ける

次に、呼吸が出入りするときに、体のなかで感覚が変化するパターンに注意を移しましょう。息を吸うたびにお腹がわずかに膨らむ感覚、息を吐くたびにゆるやかに緩む感覚に注意を向けるのです。もしかすると、お腹よりも肋骨が動く感覚、胸、のど、鼻の感覚のほうが、鮮明に感じられるかもしれません。体のどの部分で気づこうとも、息を吸っているあいだと吐いているあいだはずっと、そこに注意を向けておいてください。また、吸うときと吐くときのあいだに、ほんのわずかに「間《ま》」があることにも気づくかもしれません。

呼吸をコントロールする必要はありません。いまの呼吸のまま、自然に続けてください。最初は少しぎこちなく、やりにくいと感じるかもしれません。この実践には、このように呼吸をすべきといった特別な呼吸の仕方はなく、どのような呼吸でも、ただ穏やかに注意を向けておくことがポイントなのです。

　また、この同じ態度を、できるだけ他の経験にも当てはめて、その瞬間その瞬間経験していることを、そのまま受け入れるようにしてください。この実践では、修正すべきものも、達成すべきものもありません。何か別のものに変えようとするのではなく、経験している感覚をあるがままに経験することが大切なのです。

（5）注意がそれたとき……

　遅かれ早かれ（たいていすぐに）、注意は呼吸からそれて、頭のなかで計画したり空想したりするでしょう。でも、まったく問題ありません。それることは心の性質です。間違いでも失敗でもないのです。

　注意が呼吸に向いていないことに気づいたらすぐ、そのとき経験していることに気づいてください。たとえば何か考えごとをし始めたなら、「ああ、いま考えている……」と心のなかで軽く言葉で確認してもよいでしょう。確認したら、注意を呼吸にそっと戻してください。

　瞑想中、注意は何度もそれるでしょう。それたことに気づいたときはいつでも、注意がどこに行ったのかをサッと確認し、穏やかに優しく注意を呼吸に戻してください。

　注意がそれることに腹が立ったり、いらだったりするかもしれません。それに気づいたら、心を落ち着けて、呼吸に戻ることが大切です。これを「心の落ち着きを育て、経験に対して穏やかな好奇心を向けるよい機会」と見るとよいでしょう。

(6) 一〇分間続ける

一〇分間、実践してください。この実践の目的は、経験していることに瞬間瞬間気づくこと、そして注意がそれたときにはそのたびに呼吸をアンカーにして「いま・ここ」に穏やかにつながることだということを、ときどき思い起こしてください。

忘れること・思いだすこと

この瞑想では、どのような経験であれ、経験していることに対して穏やかな優しい「態度」で、呼吸に「注意」を向けようという「意図」をもちながら、呼吸にマインドフルになる、という練習をしています。「意図」と「注意」と「態度」――この三つがキーワードです。私たちはこの三つのことを忘れては思いだし、忘れては思いだし、これを何度もくり返しているのです。

多くの人は、成長の過程で「ものごとを正しくおこなわなければならない」と考える癖がついています。何かをするとき、おのずと「正しいやり方と間違ったやり方がある」と考えてしまうのです。正しい字の書き方、正しい計算の仕方、従うべき正しいマナーや習慣など、数え切れないほどあります。そこで、「呼吸を観察してください」と言われると、おのずと「正しいやり方がある」と考えるのです。呼吸の瞑想に関して言えば、呼吸にずっと注意を向けていられるなら――次のページの上の図のように注意が矢印の範囲内にあるときには――正しく実践していることになりますし、下の図のように注意が矢印の幅からはみだして散漫になったときには、正しく実践していないことになります。しかし、注意が散漫になることは、初めて実践する人なら誰でも起こることです。注意は、勝手にあちこちさまようものなのです。

◎「意図」を忘れては思いだす

いま、呼吸に注意を向けて瞑想しています。でも、すぐに忘れます。瞑想しようという意図を見失い、いつのまにか頭のなかで何か計画をたてたり、「することリスト」を思い起こしたりしています。しばらくして、瞑想していることを思いだします。それで「することリスト」を脇にやり、瞑想に戻ります。でも、すぐにその意図を忘れてしまい、別のことを妄想し始めます。「宝くじが当たったら何に使おうか……」と。少しして、ハッと意図を思い起こし、夢から目をさまして、瞑想に戻ります。その後また意図を忘れ、うつらうつら居眠りし始めます。しばらくその状態が続きますが、また意図を思いだし、背筋を伸ばして瞑想に戻ります。

呼吸に注意を向ける……

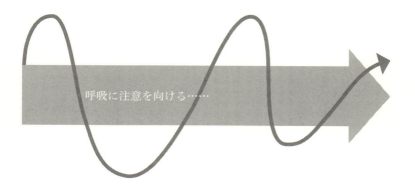

呼吸に注意を向ける……

瞑想しようという「意図」を忘れては思いだす――これを何度もくり返すのです。

◎「注意」を忘れては思いだす

呼吸に注意を向けようとしますが、すぐに何かがわき起こって注意を連れ去っていきます。たとえば瞑想している部屋の外から音が聞こえてくると、すぐにその音に気をとられ、あの音は何だろうと考え始めます。何かあったのか？　消防車が通りすぎていくようだ。どこで火事があったのだろう……というように。その後、注意を呼吸に向けることを思いだし、瞑想に戻ります。でもすぐに、腰の痛みに気をとられ、呼吸に気づくのを忘れてしまいます。「どうして腰が痛いのだろう？　先週重いかばんを運んだせいだろうか……」と考えます。それからまた呼吸を思いだし、注意を戻すのです。

呼吸に「注意」を向けるのを忘れては思いだす――これを何度もくり返すのです。

◎「態度」を忘れては思いだす

思いやりと好奇心の態度をもって、呼吸に注意を向けています。でも、ほどなくその態度を忘れてしまいます。心はあちこちにさまよい、いらだち始めます。このとき、「いいかげんにしろ、これはむずかしいことじゃない。ただ呼吸を観察するだけじゃないか。どうしてこんな簡単なこともできないのか」と自分に対して厳しくします。その後、思いやりと好奇心の態度を思いだし、「ああ、批判している。心がいらだっている。OK、ありのまま受け入れよう……」と優しい態度に戻るのです。

しばらくすると、外から騒音が聞こえてきます。数ブロック先で道路工事が始まったようです。「うるさい！　なんてことだ。瞑想どころか何もできない。くつろいでいる週末に道路工事をするなんて、無神経だ」と腹が立ちます。その後、好奇心をもって優しく受け入れる態度を思い起こします。気持ちを落ち着け、騒音に抵抗するのをやめたとき、工事のドリルの音がもしかすると心地よいビートのように聞こえるかもしれません。

でもそのうち、（音声ガイドを聞きながら瞑想しているなら）声のイントネーションにケチをつけるかもしれません。穏やかな態度を忘れ、いらだちます。その後、また穏やかな態度を思いだし、いらだちがおさまって、瞑想に戻るのです。

穏やかな「態度」を忘れては思いだす――これを何度もくり返すのです。

さて、ここにとてもすばらしいことがあります。忘れたときには必ず思いだす機会がある、ということです。思いだしたときはいつでも、「持続的な意図」と「持続的な注意」そして「思いやりや好奇心の態度」につながる神経回路を少しずつ鍛えているのです。「行為のパターンによって脳が変化する」という考えは、近年よく知られています。たとえば、ロンドンのタクシードライバーはロンドン界隈の複雑な道路をすみずみまで記憶しなければならず、空間ナビゲーションをつかさどる脳の領域の灰白質が、一般の人のものよりもかなり多いという研究結果が示されています。

行為に応じて脳が再構成され、再配線する能力のことを「神経可塑性」と言います。神経可塑性の秘密は、同じ行為を何度もくり返すことです。ほんの数回しか行為をしなければ、脳にそれほど影響はないでしょうし、何度もくり返しおこなうなら、脳は再構成されるのです。

マインドフルネスの八週間コースを受講し、さらに自宅での練習を続けた人のほとんどが、「注意は何万回もそれる」ということに気づいていると思います。ということは、「〝意図〟を思いだし、穏やかで思いやりのある好奇心の〝態度〟で〝注意〟を向ける機会が何万回もある」ということです。

参加している方はよくこのように言います。「ああ、瞑想できない。やってみたけれど、心をからっぽにできない」「思考を止められない」と。

でも、心をからっぽにすることはポイントではありません。「気づいて呼吸に戻る、気づいて呼吸に戻る――これを何度もくり返す」ことがポイントなのです。意図でも、注意でも、態度でも、忘れたときには「思いだして戻る」機会があります。「思いだして戻る」たびに、神経回路を育てているのです。忘れたときに思いだす行為のひとつひとつが、ジムで重いダンベルを上げているようなものです。ほんの少しずつ、くり返しくり返し、心と感情の筋肉を鍛えているのです。

さらに、思いだして戻るたびに、マインドフルネスがゆっくり育っていきます。マインドフルネスとは思考を止めることではなく、「気づく」ことです。瞬間瞬間、自分に起きていることに気づけば気づくほど、思考・感情・身体感覚・衝動により気づけるようになり、これによって徐々に選択の幅が広がっていくのです。

理解① 鍵となる四つのスキル

心がそれるたびに戻す――これを何度もくり返します。その結果、さまざまな心のスキルが育ちますが、なかでも次の重要な四つのスキルが育っていきます。

◎注意を向けたいところに「注意を向けていないことを見る」スキル

日常生活のなかで注意はたえずさまよっていますが、私たちはそれに気づいていません。たとえば会社のデスクで今週の仕事の計画をたてているとき、注意がだんだん脇にそれていき、休日何をしようかと考え始めます。それからドライクリーニングのことが思い浮かび、帰りに服を取りにいくのを忘れないようメモします。その後、今晩何を食べようかと考えます……。このように、注意を向けたいところに注意を向けておくことができません。

そこで、マインドフルネスのトレーニングをすることで、「注意がどこにあるのかに瞬間瞬間気づく」ことが上手になるのです。

◎注意を向けたくないところから「注意を離す」スキル

思考や妄想、心のさまよいは、多くの場合、執着（衝動ともいう）といっしょに生じるものです。心は「することリスト」について考えたり、すでに終わったことや、これから起こる出来事について考えたりするのです。未来を心配し、過去を後悔します。あるいは未来に希望を抱き、過去の思い出を喜びます。こうした思考が生じると、私たちはたいていそれに執着し、手放すことができなくなってしまうのです。

そこでマインドフルネスのトレーニングをすることで、こうした心のメカニズムを徐々に理解し、執着を手放せるようになっていきます。過去や未来から、注意を離せるようになっていくのです。

◎注意を向けたいところに「注意を向ける」スキル

このコースでの実践中、注意がそれることに何度も気づくでしょう。それるたびに、注意を「意図した対象」にくり返し戻してください。自宅での練習を定期的に続けるなら、注意を持続させる神経回路が徐々に形成されていくでしょう。

◎注意したいところに「注意を維持する」スキル

マインドフルネスの練習を重ねるごとに、「注意の筋肉」がだんだん鍛えられ、強くなっていきます。トレーニングをすることで、注意をある程度維持し、向けたいところに向けておくことができるようになるのです。ただ、維持する筋肉を鍛えるためには、時間が必要です。心の落ち着きとしなやかな粘り強さが必要なのです。

さまよう心に優しく

心はあちこちにさまよいますから、すぐにいらだちます。でも、いらだっても何も役に立ちません。私たちがすべきことは、優しい思いやりをもって、注意を意図した対象に戻すことです。これを実践し、心を穏やかに保ってください。ここでは、何かに達しなければならないというものはありません。心のなかで起きている出来事に、ただ気づくだけでよいのです。ですから、たとえ注意が意図した対象から数百マイル離れてしまっても、それに気づいた瞬間、またマインドフルになることができます。マインドフルネスとは、瞬間瞬間起きていることにシンプルに「気づく」ことなのです。

実践③　マインドフルな態度と心がまえ

マインドフルネスのトレーニングをするときの大事な心がまえがあります。本コースも、この心がまえで取り組むとよいでしょう。順序はとくに関係ありません。(1)

・評価しない

マインドフルネスでは、「いま経験していること」を「いま経験していること」としてありのまま観察します。うまくいっているかどうかなどの評価はせず、一瞬一瞬に注意を向けるのです。評価しないとは、よいものとそうでないものを区別できないという意味ではなく、主観的な評価をしないという意味です。これによって、優れた判断ができるようになります。状況を状況のままにしておくとき、その状況について何をすべきか、意識的に判断することができるのです。

・力まない

マインドフルネスの実践では目標を掲げません。結果にとらわれることなく、ただ実践するのです。達成しなければならないものはありません。一瞬一瞬にできるだけ注意を向けておくのです。

・とらわれない

マインドフルネスの実践では、結果を期待することも執着することもせず、ものごとを起こるがままにしておきます。とらわれず、ただ受け流していくのです。

・受け入れる

起きていることとは、起きていることです。実践では、一瞬一瞬、自分に起きていることをあるがままに認めて、受け入れます。

・忍耐する

マインドフルネスの実践は、あわてておこなうことはできません。どのようなことも成果が現れるまでには時間がかかるものです。

・信頼する

実践するにつれ、経験していることを信頼できるようになります。どのようなことであれ、実際起きていることとともにいられる（being）ようになるのです。

・心を開く

マインドフルネスの実践では、ものごとを初めて見るかのように新鮮な目で見ます。

・好奇心をもつ

マインドフルでいるとき、好奇心と、観察と、探究心をもって、ものごとを発見するようになります。一瞬一瞬は新しいのですから、何か発見できるものがあるのです。

・手放す

思考も、感覚も、感情も、衝動も、生まれて消えていくものです。マインドフルネスで、こうした現象にしがみつかないようにします。

・優しさ

マインドフルネスには、穏やかで優しいという性質があります。しかし、これは受け身的でも、消極的でも、奔放でも、あまえでもありません。寛大で、思いやりのある、オープンな優しさなのです。

・反応しない

マインドフルでいるとき、条件づけられた癖やパターンに操られたまま「反応」することはしません。意識的に、明晰に、「対応」するのです。

・慈しみ

友情、慈悲、愛情も、マインドフルネスの経験を通じて少しずつ広がっていきます。

思考と感情を理解する

「呼吸のマインドフルネス瞑想」を実践したときにお気づきになったと思いますが、頭はうるさくしゃべり続けます。たいていは自分の経験について解釈し、解説します。でも、これは失敗でも間違いでもありません。私たちがいつでもおこなっていることなのです。

では、解釈はどのように働くのでしょうか？　解釈のメカニズムを理解するエクササイズがありますので、やってみましょう。肩の力を抜き、次の状況を想像してみてください。

・あなたは道路を歩いています。
・向こう側に知っている人がいます。
・笑って手をふります。
・その人は気づかずに、そのまま歩いていきます。

この状況を想像したとき、どういった思考・感情・身体感覚・衝動が生じましたか？　読み進める前にしばらく観察してみてください。

これをクラスでおこなうと、次のような感想を聞くことがあります。

思考	感情	身体感覚	衝動
怒らせてしまったのか？	不安	胃がキリキリする	追いかけて確かめよう
嫌われている	孤独	力が抜けて、穴があいた感じ	立ち止まらずに歩き続けよう
なんだよ、無視された！	怒り	歯を食いしばる	にらみつける
考えごとにふけっていたようだが大丈夫だろうか？	心配	少し顔をしかめる	あとで連絡してみよう

クラスでは、皆それぞれ異なる反応をします。また、同じ人でもそのときの気分によって、毎回異なる反応をするものです。このとき心のなかで何が起きているのでしょうか？

（1）出来事が起こる

道を歩いているとき向こう側に知人が見えたので、笑って手をふった……。でもその人はそのまま歩き去っていく。

(2) 出来事を解釈する

「怒らせてしまったのか……」「嫌われている……」「無視された……」
「考えごとにふけっていたようだが大丈夫だろうか……」

(3) 解釈から感情が生じる――不安、孤独、怒り、心配など。

さらに、思考や感情は他の要素に次々に影響を与え、さまざまな身体感覚、衝動、行動などを引き起こします。

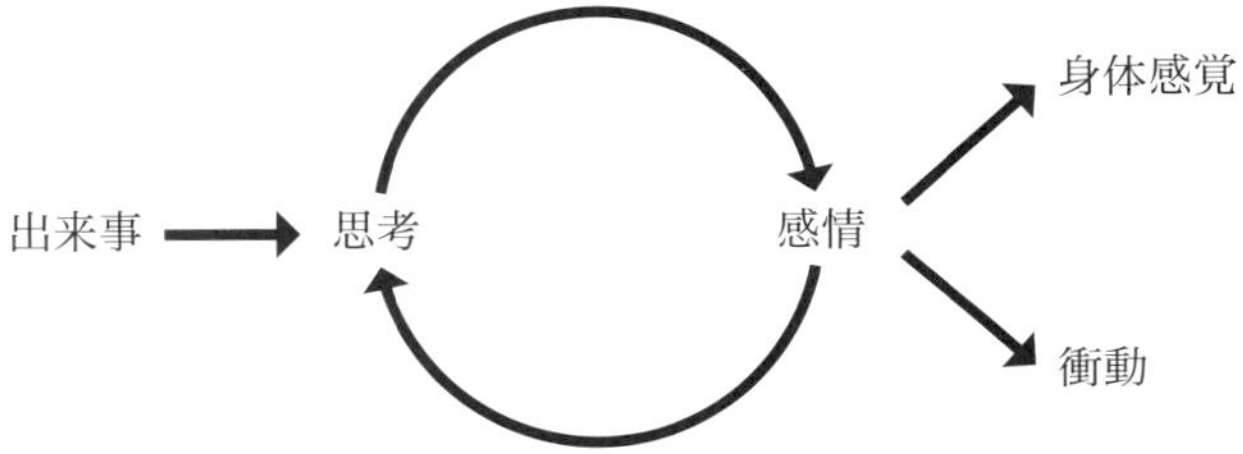

経験のプロセスを図で簡単に表すと、上の図のようになります。

私たちはこのようなプロセスで、出来事を経験しています。これは正しいとか間違っているということではなく、たんなる心の働きです。この一連のプロセスが自動操縦モードで起きること――たいていいつもそうですが――これを「反応のプロセス」と言います。まず出来事が起こり、それに対して反応するプロセスです。

「座る瞑想」をしていると、頭のなかで限りなくしゃべり続けていることに気づくでしょう。このおしゃべりは私たちが世の中をどのように経験するかを、色づけたりまた色づけられたりしています。しかし、おしゃべりを見つけるのはかなり困難です。というのも、出来事が起きた瞬間、私たちはすぐに解釈を入れ、反応してしまうからです。

たとえば混雑した駅のホームで電車にとび乗ろうと急いでいるとき、誰かが強くぶつかってきたとしましょう。一瞬にして腹が立ち、怒りで反応します。でも次の瞬間、その人がサングラスをかけて白い杖を持っていることに気づき、視覚障がいがあることがわかります。その瞬間、いらだちや怒りは相手への気づかいにかわるのです。これは瞬時に起こります。

マインドフルネスを八週間実践しただけでは、「反応」は完全になくなりません。でも実践を継続し、心のおしゃべりに少しでも気づくなら、「反応」の頻度は減っていくでしょう。

心を訓練することで、選択の余地が広がります。ものごとにただ「反応」するのではなく、より上手に「対応」できるようになるのです。「反応」はたいてい意識下で起こります。一方、「対応」は気づきと意識的な選択から生じるのです。

宿題①　ホームワーク（１）

（１）今週、少なくとも六日間、「ボディスキャン瞑想」をしましょう（三五分間）。これまでと同様、とくに何かを感じようと期待しないでください。どのような期待もできるだけ脇におき、実際に経験していることだけを経験するのです。

（２）六日間、（１）とは別の時間に「呼吸のマインドフルネス瞑想」を一〇分間おこないましょう。毎日呼吸とともにいることで、いまの瞬間につながることができます。何かを「する（doing）」のではなく、いまの瞬間に「いる（being）」ことができるのです。

（３）宿題③の「心地よい出来事」を記入しましょう。一日ひとつの出来事を取りあげます。これは、心地よい出来事に付随して生じる思考・感情・身体感覚・衝動に十分気づく機会になります。毎日ひとつ、何か心地よい出来事に気づいてください。そしてできるだけ早めに、でも無理なくできそうなときに、経験から生じた具体的な言葉やイメージ、体の感覚、それを感じる場所などを記入しましょう。でも、頑張りすぎないでください――これはたんに気づきを促すためのものにすぎませんから。

（4）マインドフルになるための日課をひとつ選んでください。たとえば朝一番にコーヒーを飲む、歯を磨く、シャワーを浴びる、体をふく、服を着替える、バス停や駅・車まで歩く、食事をするなど。選んだら、実際その行為をしているとき、それに気づいてください。

宿題②

ホームワーク（2）

（1）今週、少なくとも六日間、「ボディスキャン瞑想」をしましょう（一五分間）。これまでと同様、とくに何かを感じようと期待しないでください。どのような期待もできるだけ脇におき、実際に経験していることだけを経験するのです。

（2）六日間、（1）とは別の時間に「呼吸のマインドフルネス瞑想」を五分間おこないましょう。毎日呼吸とともにいることで、いまの瞬間につながることができます。何かを「する（doing）」のではなく、いまの瞬間に「いる（being）」ことができるのです。

（3）宿題③の「心地よい出来事」を記入しましょう。一日ひとつの出来事を取りあげます。これは、心地よい出来事に付随して生じる思考・感情・身体感覚・衝動に十分気づく機会になります。毎日ひとつ、何か心地よい出来事に気づいてください。そしてできるだけ早めに、でも無理なくできそうなときに、経験から生じた具体的な言葉やイメージ、体の感覚、それを感じる場所などを記入しましょう。でも、頑張りすぎないでください――これはたんに気づきを促すためのものにすぎませんから。

（4）マインドフルになるための日課をひとつ選んでください。たとえば朝一番にコーヒーを飲む、歯を磨く、シャワーを浴びる、体をふく、服を着替える、バス停や駅・車まで歩く、食事をするなど。選んだら、実際その行為をしているとき、それに気づいていてください。

宿題③「心地よい出来事」の観察

毎日ひとつ心地よい出来事に気づき、それを表に記入しましょう。

	例	月曜日	火曜日
どのような経験ですか？	通勤途中、立ち止まって草の匂いをかいだ。		
そのとき体ではどのような感覚を感じましたか？	肩の力が抜け、胸が開き、頬がゆるんだ。		
そのときどのような感情がわき起こりましたか？	穏やかな嬉しさと晴れやかさ。		
そのとき何を考えましたか？	春がもうそこまで来ている。		
そのときどのような衝動が起こりましたか？	ちょっと立ち止まって楽しもう。		
これを書いているいま、何を考えていますか？	もうすぐ春だ。嬉しい。		

日曜日	土曜日	金曜日	木曜日	水曜日

第三週　「動き」のマインドフルネス

体に戻る

「第三週」では、注意をできるだけ体に向ける練習をします。人生において、体は非常に大きな役割を果たしています。体がほんのわずかに変化しただけでも、感情や思考に大きな影響を与えるのです。

一九八八年、ある有名な実験がおこなわれました。[1] 被験者に鉛筆をくわえさせ、漫画を見せます。ひとつのグループには、鉛筆を歯のあいだに挟んでくわえさせ、口で笑いをつくるように指示しました（口角が上がり、頬骨も上がる）。もうひとつのグループには、鉛筆が歯に触れないよう両唇のあいだにくわえさせます。これによって顔の筋肉が収縮して不機嫌な表情になります。研究者らは、「笑顔の表情のグループは不機嫌な表情のグループよりも漫画がおもしろいと答えるだろう」と仮説を立てました。結果、そのとおりになったのです。

この実験から、「体に起こることは心に影響を及ぼす」ということが示されました。したがって、体との関係を改善すれば、心が変わり、人生をよりよい方向に変えることができるということです。これはよいニュースです。

でも、現代のほとんどの人は、頭で考えることに非常に多くの時間を費やしている一方、体はないがしろにしています。計画をたて、分析し、記憶し、比較し、思い悩み、考えてばかりいるのです。でも、頭で考えることを重視しすぎると、幸せはだんだん遠ざかります。考えることでは、幸福になれないのです。

現代はかつてないほどデジタル技術が発展しているため、人は情報に誘惑され、しきりに注意を引きつけられています。日々の生活はますますバーチャルになり、人として十分生きるのではなく、デジタル的に生きているのです。

さらに、自分の体をあまり大切にしない人もいます。私たちを取り巻くメディアが、実現不可能な理想の体型を宣伝し、それを見て「自分はスタイルが悪い……、強くない……、若くない……、背が高くない……、かっこよくない……」などと考えて悩むのです。

また、誰もが心の奥底では「体は永続するものではない、いつか痛烈に裏切られる」ということを知っているものです。それで体を優しく扱わないこともよくあるのです。体からやや疎遠になり、体が発信しているメッセージを無視します。こうして私たちの存在の中心が、深く崩れていくのです。心と体はひとつの有機体です。したがって、体を無視すれば、自分の多くの部分を無視することになるのです。

ストレスを引き起こす感情的な思考が生じるとき、まず体にうっすらとそのサインが現れることがあります。今週は、その体のサインをすばやく、正確に読みとり、体の感覚に対して瞬間瞬間、穏やかで優しい好奇心を向けられるよう、身につけていきます。このようにして私たちは「体」に戻り、現代生活が壊している体とのつながりを取り戻していくことができるのです。

実践すると、体をありのままに読みとれるようになるでしょう。その結果、自分と他者、周りの世界で起きている多くのことが理解できるようになるのです。

体の動きに気づく

本コースの初めの二週間で、座る姿勢での「呼吸のマインドフルネス瞑想」と、あおむけの姿勢での「ボディスキャン瞑想」をおこないました。今週は「動きのマインドフルネス瞑想」をおこないましょう。これまでの実践で注意を「現在」に向けたように、体を動かすときも、「現在」の身体感覚に注意を向けていきます。

ストレッチをすると、すぐに体の調子がよくなり、心身によい効果が現れます。現代の多くの人は、かなりの時間を座って過ごしています。これは健康によくありません。二〇一二年に発表された研究データによると、たとえ日ごろから定期的に運動をしていたとしても、座っている時間が長ければ長いほど早死にするリスクが高まるとの結果が示されています[2]。

そこで、合間の時間に体の動きに注意を向け、「マインドフル・ストレッチ」をすることをおすすめします。

限界に働きかける

ストレッチをおこなうとき、心地よいぎりぎりのところまで体を動かす人がほとんどです。これは悪いことではありません。しかし、指導者のなかには「体に痛みを感じるまで伸ばさなければしっかりやっていない」と厳しく指導する人もいるようです。

マインドフルネスは、そのようなものではありません。まったく違うのです。目的は、マインドフルになることです。したがって、体が痛くなるところまでではなく――穏やかに優しく動かせるところまで――というのが「心地よいぎりぎりの領域」になります。この心地よいぎりぎりのところで、実り多い経験ができるのです。

私たちはほとんど四六時中――身体的にも、心理的にも、感情的にも――慣れ親しんだ「安心領域」で生活しています。食べるもの、行く場所、考えること、つきあう人、着るもの、体の動きなど何でも、やり慣れた居心地のよいパターンのなかで落ち着いているのです。やり慣れたことや知っていることは――たとえそれがたびたび痛みを引き起こしたとしても――安心できるのです。

逸話①　老婦人と魚かご

むかし、老婦人が岸のそばで暮らしていました。海辺で漁師から新鮮な魚を買い、かごに入れて数キロ離れた町の市場へ持っていき、屋台に並べて売っていました。市場には友人がたくさんいて、なかでも隣の店の花屋とは親しくしていました。二人は一日中、笑ったりおしゃべりをしたりして過ごしていました。楽しい日々でした。ただ、ひとつだけ問題がありました――追いはぎです。岸のそばの家と市場のあいだの道は悪い盗賊がはびこっていることで有名で、夜遅くに帰宅する人――とくに市場で魚を売ってお金を持っている老婦人のような人はかっこうの餌食だったのです。そのため、老婦人は安全に家に戻れるよう、日が暮れる前に市場を出ていました。明るいうちは人が大勢いるため盗賊は活動できず、安全だったのです。

ところがある日、花屋の友人とおしゃべりに夢中になり、時間をすっかり忘れてしまいました。ふと外を見ると、日が沈みそうです。

「しまった、追いはぎが！　いまから家に帰るなんて怖くてできない。どうしよう」

「心配しないで」と花屋が言いました。「私の家はこの町にあるから、今晩私のところに泊まってください。花を保存している部屋があいているわ」

その晩、二人はおしゃべりをしながら楽しく過ごしました。寝る時間になり、老婦人は案内された部屋で布団を敷いて寝ようとしましたが、なかなか眠れません。落ち着かず、何度も寝返りを打っていました。

ふと気づきました――甘い花の香りです。花の香りのせいで眠れないのです。それで、死んだ魚の入った臭いかごを持ってきて、布団のそばに置きました。すると安心して、すぐ眠りに落ちていったのです。

私たちは慣れ親しんだものにしか、安心できません。花のよい香りよりも、馴染みある死んだ魚の悪臭のほうが安心できるのです。

今週のホームワークには、「マインドフル・ストレッチ」の練習があります。実践していくと、自分にとっての「心地よいぎりぎりの領域」が徐々に見いだせるようになるでしょう。これは「防御の感覚をそっと手放しながら、一瞬一瞬の体の動きをあるがままに経験する機会」にもなります。また、「自分自身や想像上の誰かと競争しようとする傾向」にも気づけるようになるでしょう。

「心地よいぎりぎりの領域」に働きかけ、でも限界を超えないよう、どのように取り組むのかを見いだしてください。つねに思いやりと優しさをもって、体を大切にしながらおこなってください。もしストレッチがきついと感じたら、どうすればふさわしいやり方で取り組めるのかを、探ってみてください。というのも、心地よいぎりぎりの領域は人それぞれ異なるからです。すべての人に共通する一定のラインはなく、ひとりひとりが自分で判断し、自分の体にとっての心地よいぎりぎりの領域に働きかけなければならないのです。チャレンジしてください。このとき一番大切なのは、思いやりをもって実践することです。

「マインドフル・ストレッチ」をしているときに経験する「体の不快感」は、日常生活で起こってくる困難や不快な出来事に対して、好奇心や優しさ、思いやり、勇気をもってアプローチすることを身につける、理想的な機会にもなります。「体の不快感」から学ぶスキルは、「心や感情の不快感」にも適用することができるのです。

では、両手を頭の上にあげ、全身を天井のほうに伸ばしてください。おそらく、両肩や両腕に不快を感じるでしょう。不快を感じたとき、皆さんはどうしますか?

選択のひとつとして、避けるという方法があります。「回避の選択」です。すぐに両腕をおろしたり、体の別の部分に意識を向けたり、体から離れて頭のなかの空想や思考に注意をそらせたりするのです。

また、「厳しい選択」もあります。歯を食いしばり、徐々に強まる痛みや不快感に対して、「我慢しろ、弱音を吐いてはならない！」と自分に言い聞かせます。我慢することがマインドフル・ストレッチの目的かのように——。それで、さらに頑張ってストレッチをします。でも、この方法では体の不快感に「気づく」のではなく、たいてい「麻痺」するものです。

体の限界に働きかけることには、もうひとつ方法があります。「近寄り、受け入れる選択」です。最初はやや不自然に感じるかもしれません。不快感を避けるのでも、強引にやり続けるのでもなく、近寄り、受け入れるのです。そうするとどうなるでしょうか？　観察してみてください。

ひとつひとつのストレッチを「不快感との関わりを広げる機会」と見て、最初に不快を感じたときの「避けよう」とする傾向（回避を強めるやり方）と、我慢しながらやり続ける「厳しさ」の傾向（心を駆り立てて強制するやり方）とのバランスをとりながら、どの瞬間も優しく受け入れていくのです。

試行錯誤をくり返すうち、バランスがとれるようになるでしょう。体のなかで最も強く感じる部分に、できるだけ注意を向けてください。ボディスキャンをおこなったときのように、呼吸を媒体として使い、強く感じるまさにその部分に注意を向けるのです。

その後、穏やかな好奇心をもって、その強い感覚を観察してください。感覚が揺れ動いたり、変わったりしていませんか？　あるがままに気づいてください。時間とともに強さが変化していることに注意を向けてもよいでしょう。それを直接感じてみてください。

ただ、これは痛い状態のまま姿勢を保持することが目的ではありません。どのような姿勢やストレッチでも、体の動きの限界を感じるところまで動かし、その感覚にしばらくとどまることが目的です。強く感じている部分を無理やり動かして負担を強いるのではなく、「限界の感覚」に気づきを向けておくのです。緊張、こわばり、熱さ、震え、動揺など、そのとき生じている感覚を感じながら呼吸をし、その感覚に注目してください。また、「なんでこんな感覚を感じるのか」といった思考が浮かんできたら、それにとらわれずに、気づきのなかでその思考をただ浮かばせ、消えさせてください。

このように、体を少しずつ動かしていくことで、「動きの限界に働きかける適切な領域」を見いだすことができ、これによって制御の感覚が身についていきます。体を無理やり動かすのではなく、体に対して穏やかな思いやりを向けるのです。

生きているかぎり、痛みや不快感はつきものです。誰だって多少は体に痛みを感じているものです。痛みのなかには慢性的なものもあれば、重度のものもあります。さらに、誰もが精神的な痛みや感情的な痛みを感じています。痛みを避けることは、誰にもできないのです。

そこで、「心」に痛みを感じたとき、体のストレッチをしたときと同じように、どのような痛みでも、その痛みのほうに注意を向け、マインドフルな気づきのなかで痛みを包み込み、優しく思いやりを向けながら、観察してみてください。このようにして自分を大切にするのです。

ストレッチをしているときは、体の限界を無理に超えようとしないでください。そうではなく、体を動かしながら感じている感覚をひとつひとつ受け入れていき、許容の限界を感じたところでストップするのです。このとき、意図的に、注意深く、一番強く感じる部分から別の部分に注意を移し、そこで少し休んでエネルギーを蓄えます。バランスを取り戻したら、もう一度、強く感じる部分に再び戻すのです。これはちょうど、水のなかに足の親指をつけて温度をたしかめ、その後ゆっくりと、少しずつ水のなかに入っていくようなものです。いっきに飛び込む必要はありません。

マインドフルに動く

ここでのストレッチは、ジムで準備運動としておこなうストレッチ、ヨーガやピラティスなどとはいくらか異なります。今週、自宅で練習するストレッチは、「マインドフルに動く」ことです。

体に痛みや困難が生じても、それをすぐに避けるのではなく、「近寄り、受け入れる態度」を育てていきます。さらには、明晰な意図をもって体に生じる感覚を感じながら、「いま・ここ」に注意を向け続けるのです。

このとき、いつものように注意がそれるでしょう。それたときには「考えていた……」「計画していた……」というように、注意がどこへ行ったのかにそっと気づき、その後、穏やかに優しく、注意を体の伸びている部分と、感じている感覚に戻すのです。

心が「役に立たないモード」に落ち込んでいるときはとくに、「マインドフル・ストレッチ」をおこなうとよいでしょう。ストレッチを二つか三つ、穏やかにおこないます。体の動きや感覚が変化していることにただ気づくことで、頭のなかがすっきりするのです。

マインドフル・ストレッチ

「マインドフル・ストレッチ」をご紹介します。これまで述べてきたことがまだ記憶に新しいうちに、実践するとよいかもしれません。ストレッチをするときに最も大切なのは、「気づきながら体を動かす」ことです。これを忘れないようにしてください。

もし、ここでご紹介するすべてのストレッチができないようなら、ひとつだけおこなってもよいでしょう。これまでと同様、体に対して思いやりをもちながら、適切なところで止め、ちょうどよいと感じるあいだだけその姿勢を保持します。

・まず、両足を腰の幅に広げて立ちましょう。両腕を体の横に自然にさげてください。ストレッチは座る姿勢でもできます。

・立つ姿勢でも座る姿勢でも、いま生じている感覚を感じることから始めましょう。足の裏が床に強く触れている感覚や、背筋が伸びて重心がさがる感覚を感じてみてください。

・呼吸を感じましょう。

・胸部を開き、お腹と肩の力を抜きます。

・準備ができたら、両腕を体の横から離して浮かせていき、肩の高さまであげます。左の指先から右の指先まで、できるだけ左右一直線になるように伸ばしてください。

・呼吸をしながら、しばらくそのままの状態でいます。

・体を確認してください。緊張しているところ、我慢しているところ、不必要に力が入っているところなどに気づきましょう。気づいたら、力を抜いて解放します。呼吸は止めないようにしてください。

・両手をできるだけ体から左右に離していきます。このときも呼吸は止めないでください。

・その後、両手を上にあげていき、天井に向かってできるだけ伸ばしましょう。両腕にそって手のひらや甲が伸びるのを感じてください。呼吸をしながら、柔軟に伸ばしましょう。

・しばらく伸ばした状態でとどまり、感覚を感じましょう。不快な感覚も、感覚のひとつとしてただ感じてください。穏やかに関心を向けながら不快感のほうに近寄っていき、受け入れ、そのままにしておきます。感覚を観察し、探究してください。

・心地よいぎりぎりのところで伸ばすのをやめ、もう一度確認します。いま体で何を感じていますか?

マインドフル・ストレッチのやり方

（上半身をひねる）

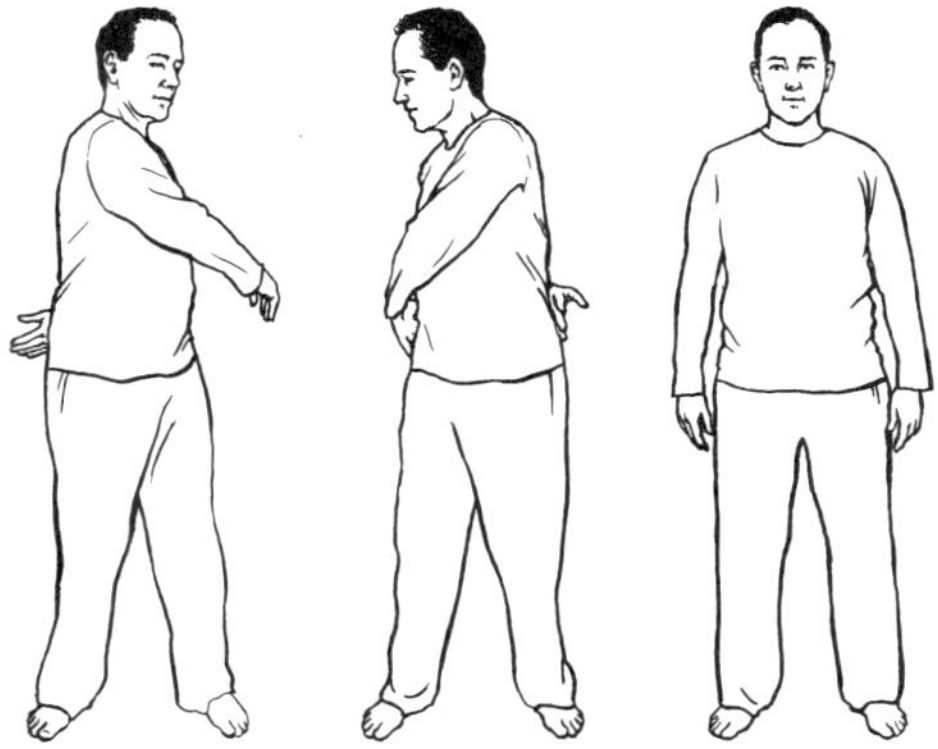

①立った姿勢で自然に呼吸する

②腰をひねりながら、手の甲で腰にふれる

③反対側にひねりながら、手の甲で腰にふれる

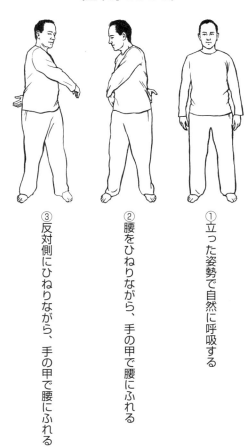

（上に伸びるストレッチ）

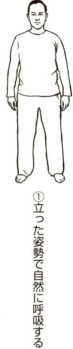

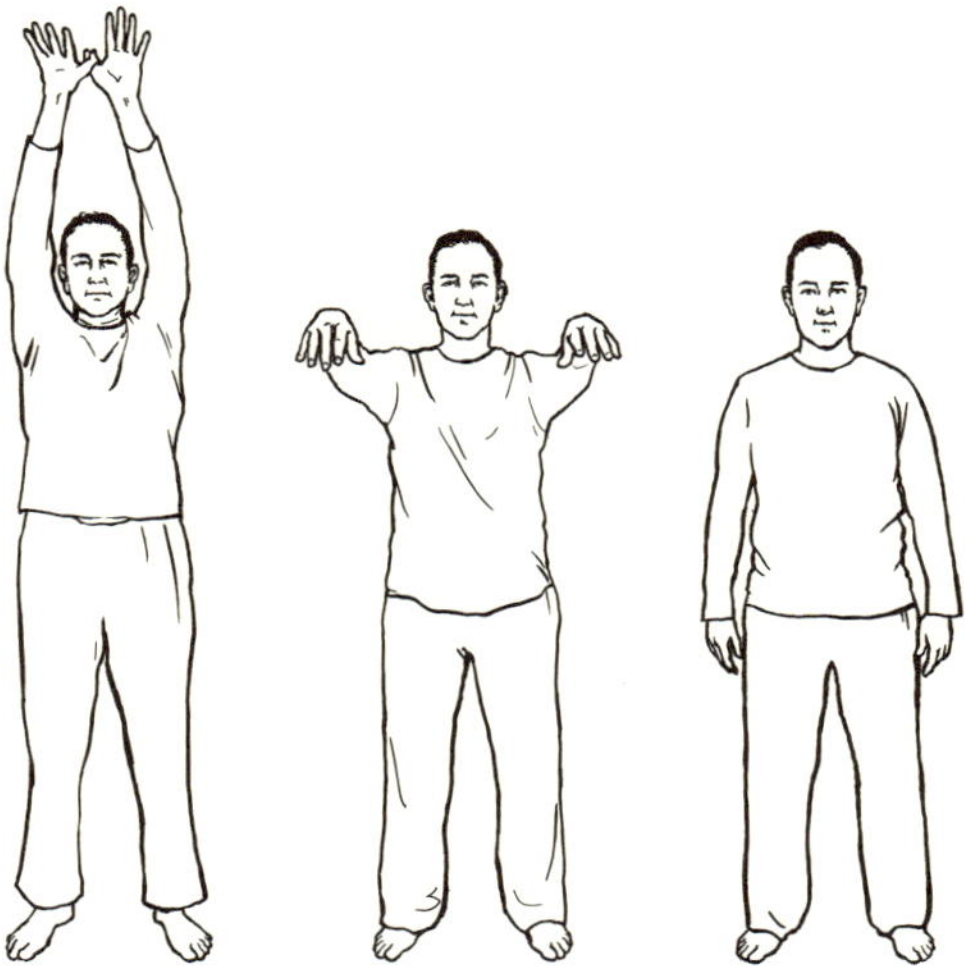

①立った姿勢で自然に呼吸する

②両腕を浮かせていき、頭の上にあげる

③両手の親指を組み、そのまま天井に向かって伸ばす

（水平ストレッチ）

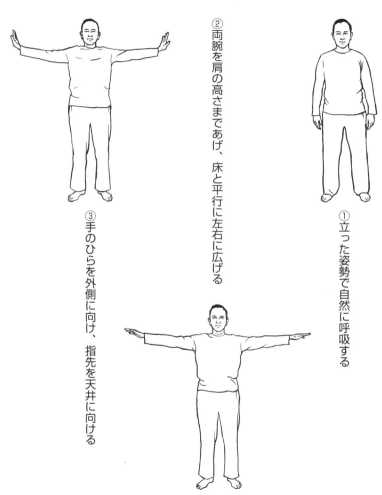

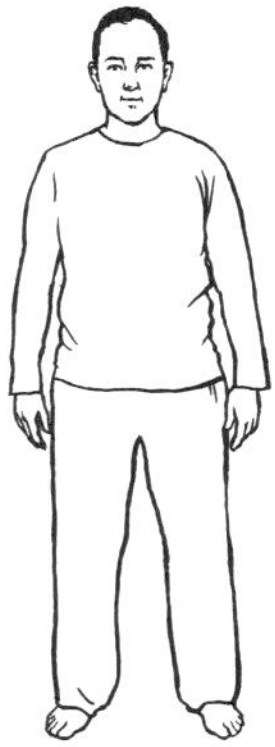

①立った姿勢で自然に呼吸する

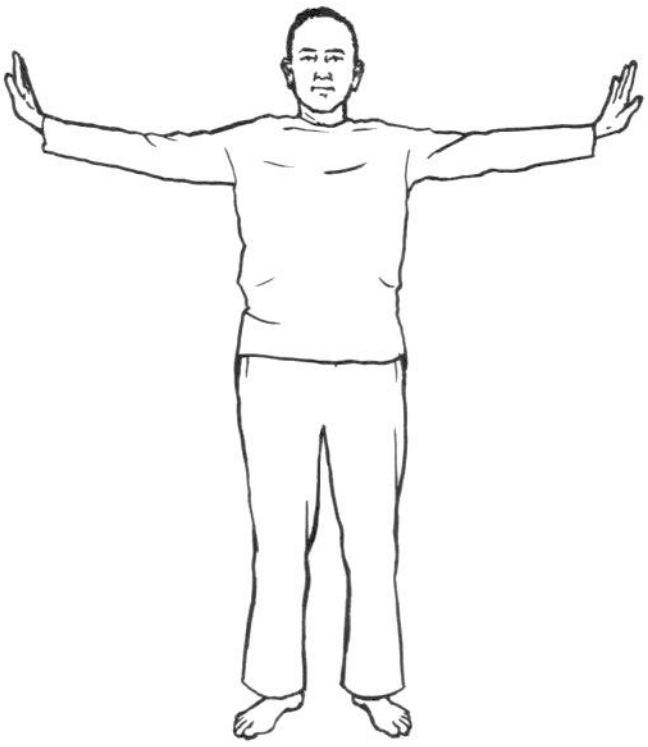

②両腕を肩の高さまであげ、床と平行に左右に広げる

③手のひらを外側に向け、指先を天井に向ける

（片腕ストレッチ）

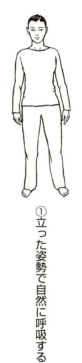

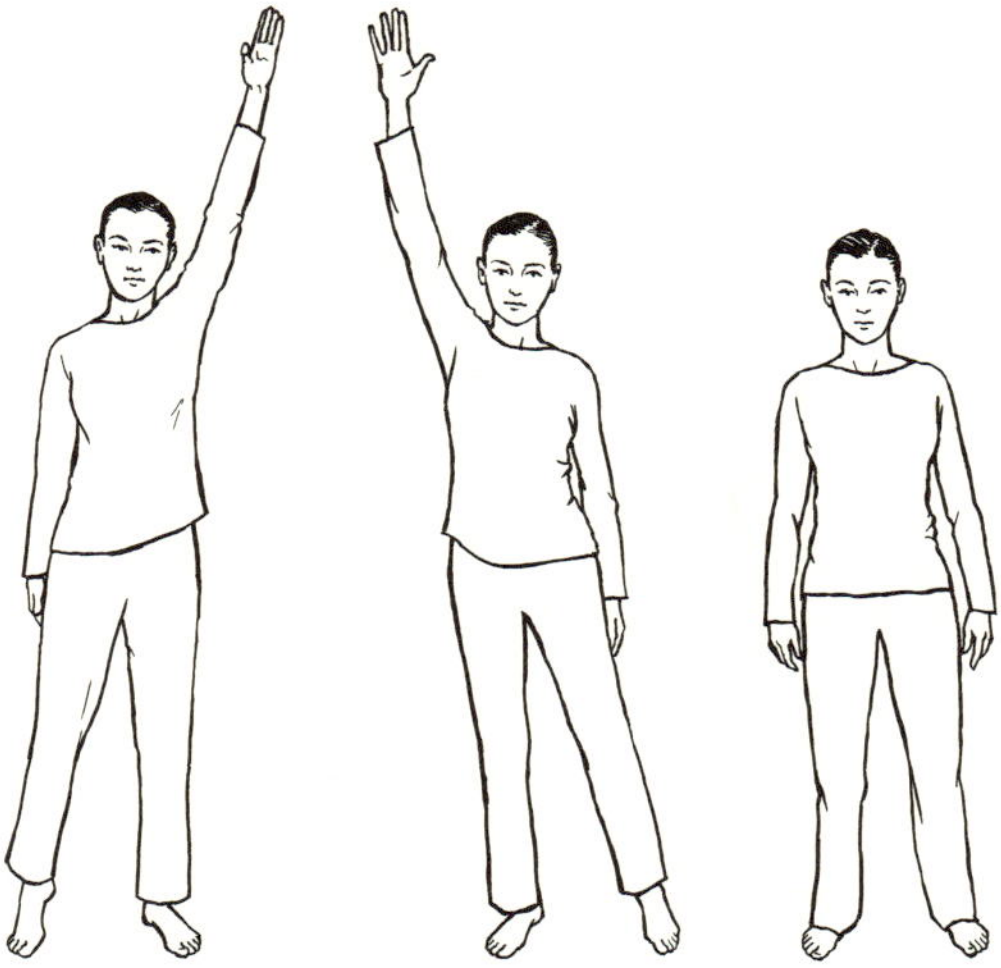

①立った姿勢で自然に呼吸する

②右手を天井に向かって伸ばしながら、左足のかかとを床から離す

③左手を天井に向かって伸ばしながら、右足のかかとを床から離す

（体側ストレッチ）

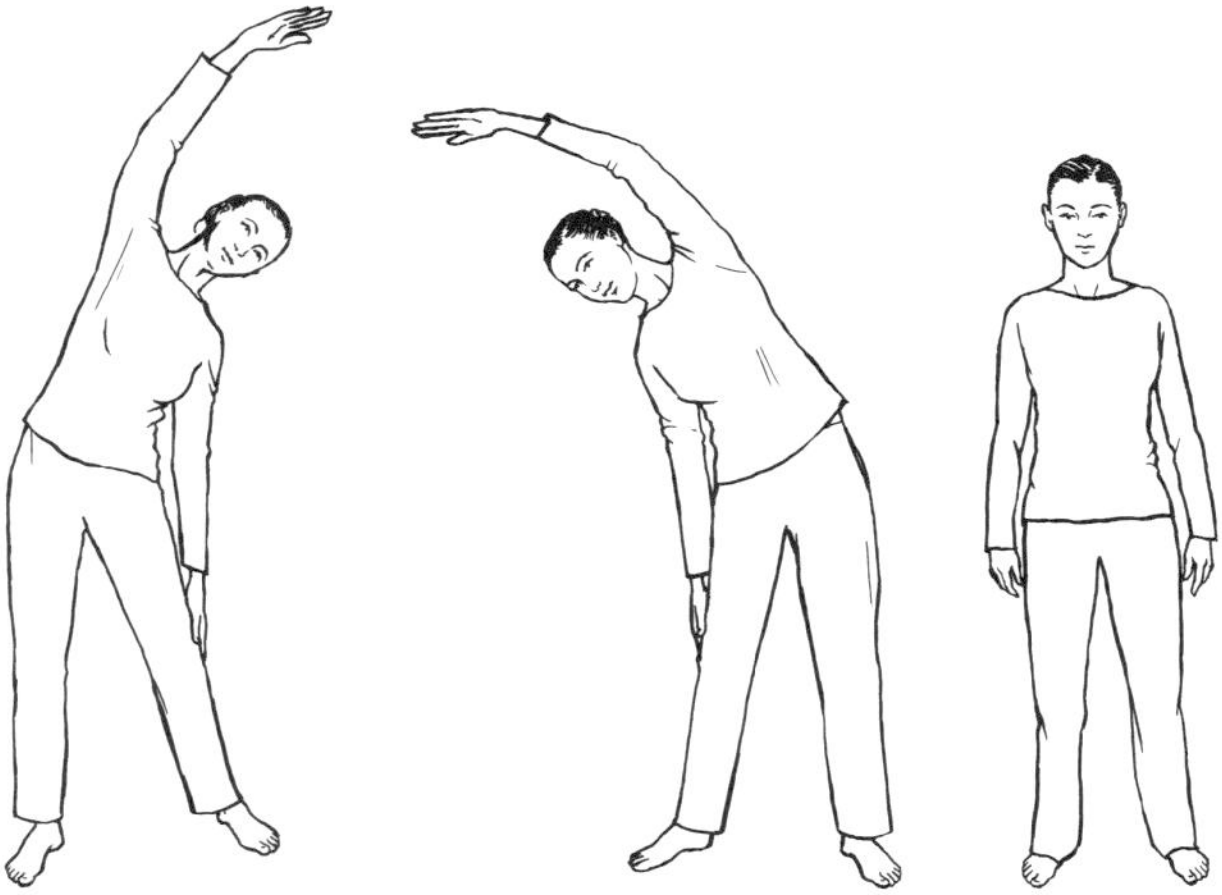

①立った姿勢で自然に呼吸する

②左手を頭の上にあげていき、手のひらを見ながら、そのまま右側に曲げていく

③右手を頭の上にあげていき、手のひらを見ながら、そのまま左側に曲げていく

（肩をまわす）

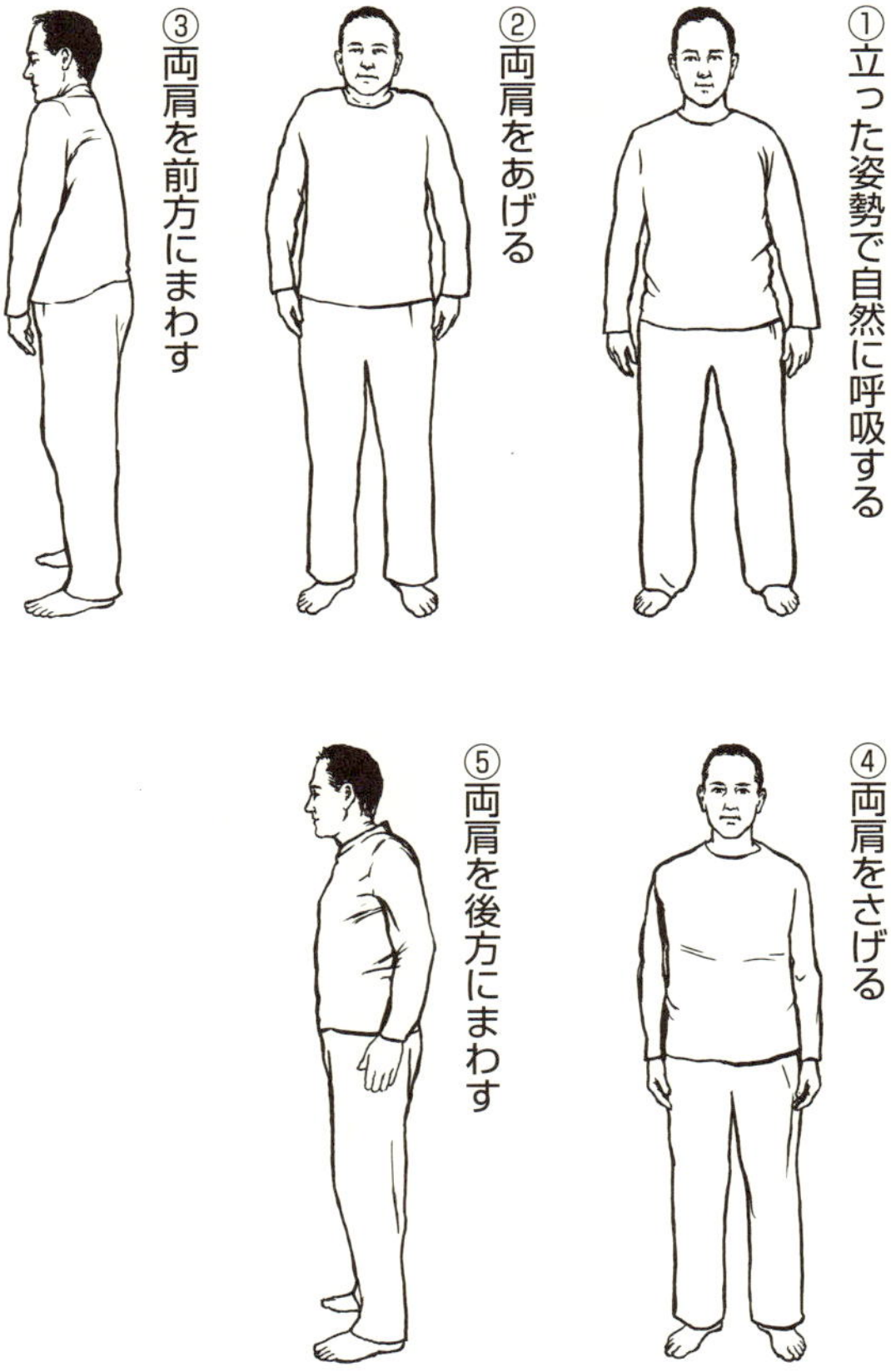

①立った姿勢で自然に呼吸する
②両肩をあげる
③両肩を前方にまわす
④両肩をさげる
⑤両肩を後方にまわす

（首をまわす）

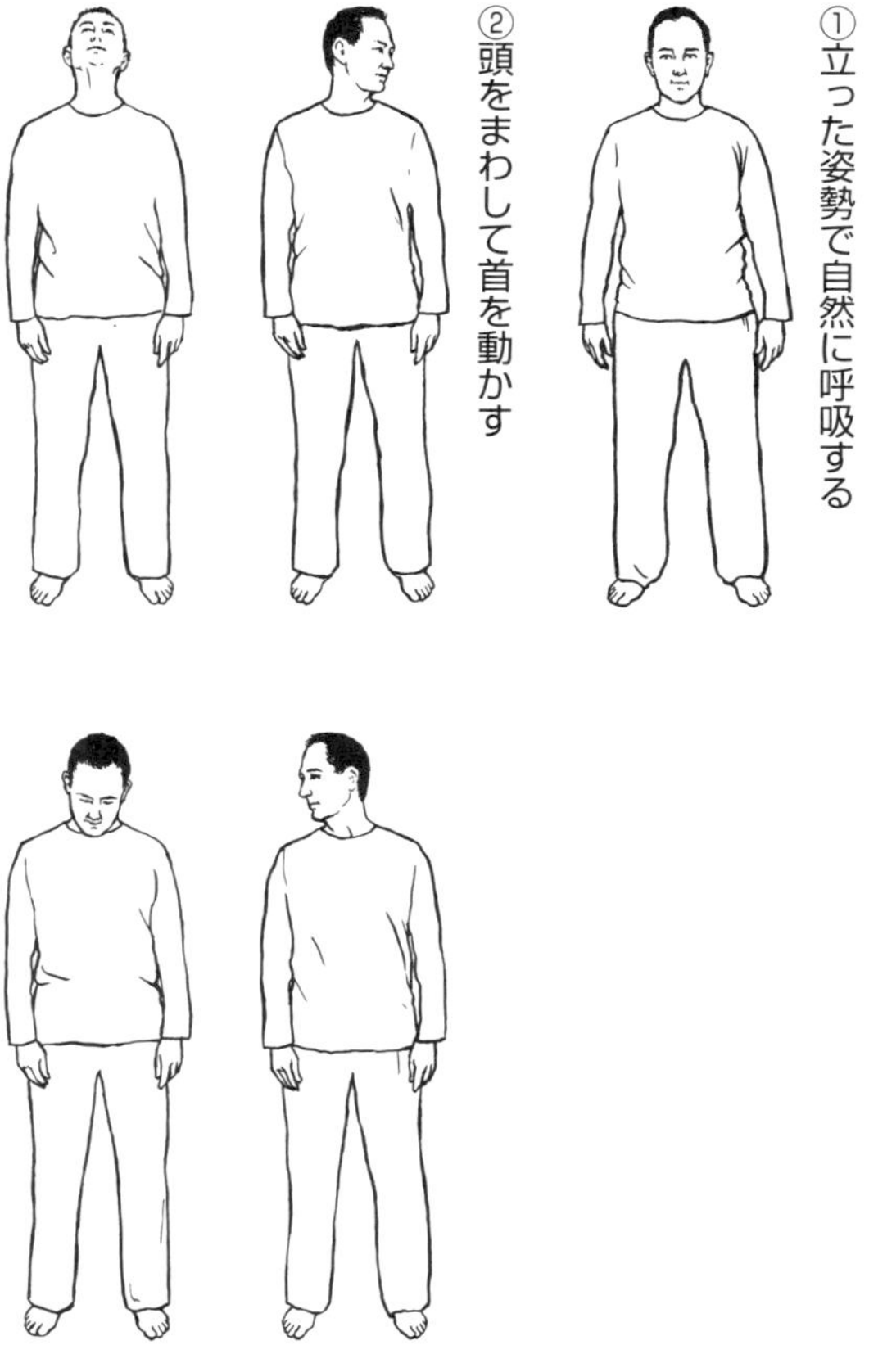
①立った姿勢で自然に呼吸する
②頭をまわして首を動かす

（腰をまわす）

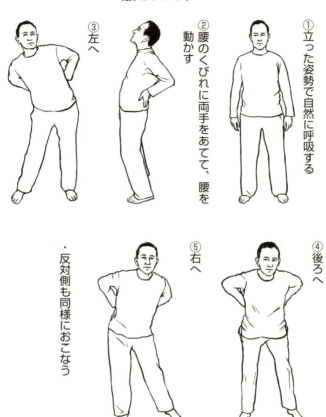

①立った姿勢で自然に呼吸する

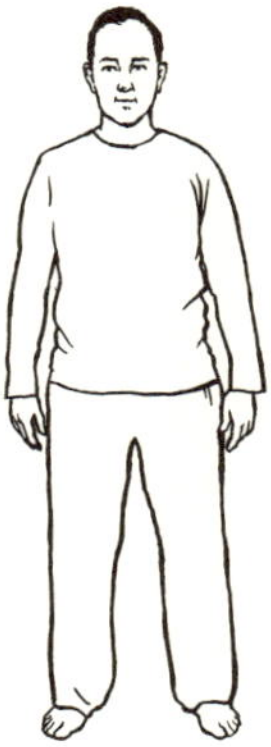

②腰のくびれに両手をあてて、腰を動かす

③左へ

④後ろへ

⑤右へ

・反対側も同様におこなう

（足首をまわす）

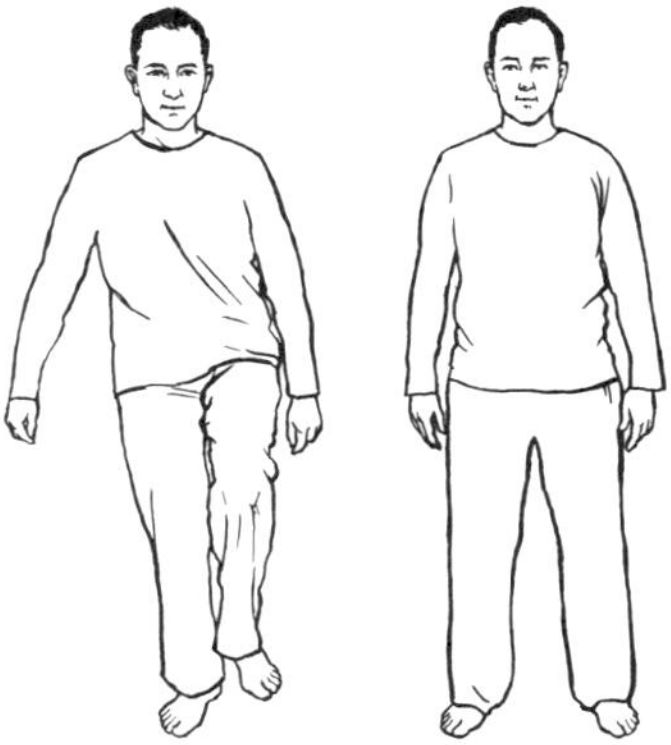

①立った姿勢で自然に呼吸する

②片足で立ち、反対側の足首をまわす

・反対側も同様におこなう

（前屈ストレッチ）

①頭を体のほうへゆっくりさげる

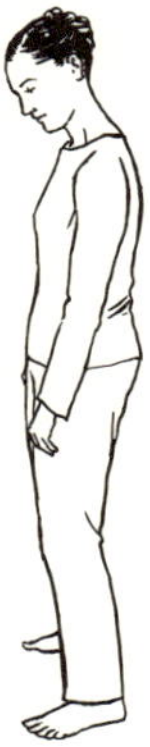

②ひとつひとつの椎骨を意識しながら、体を前に曲げていく

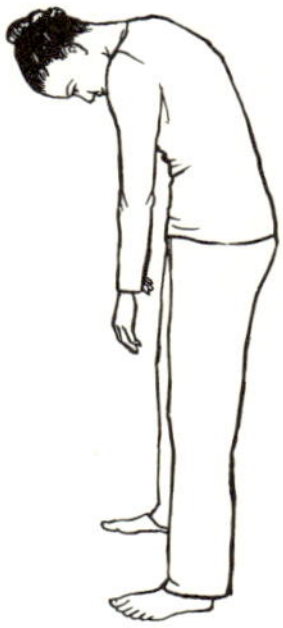

③ちょうどよいところを見つけて止める

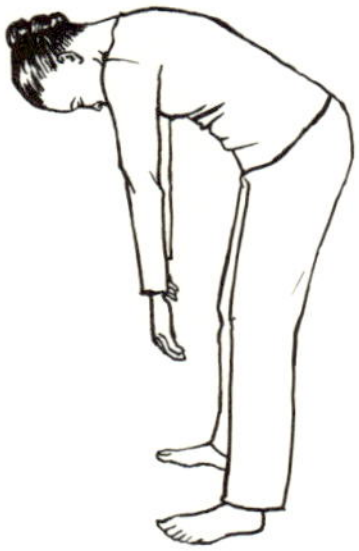

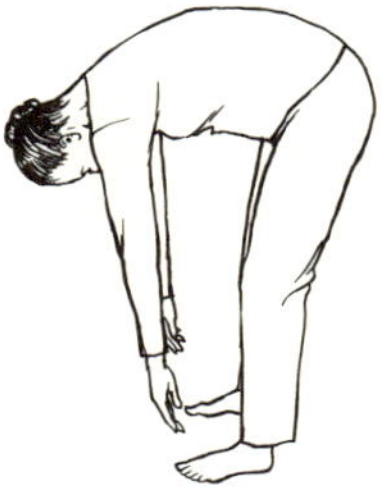

（猫と牛のストレッチ）

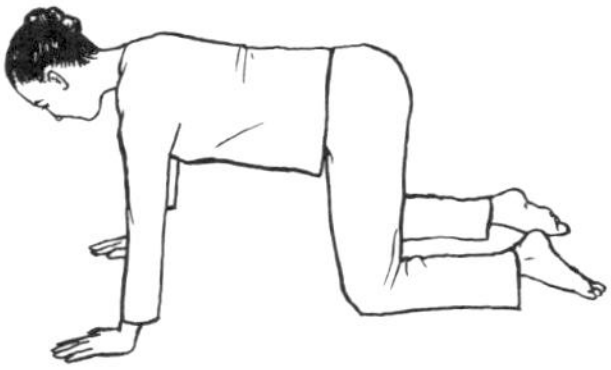

①よつんばいになり、背骨を床と平行にする

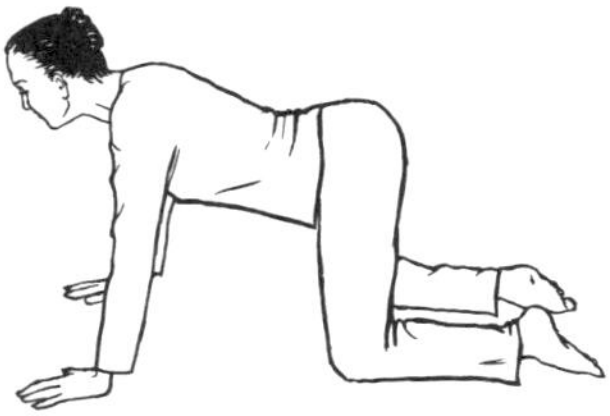

②頭とお尻をあげて、お腹をさげる

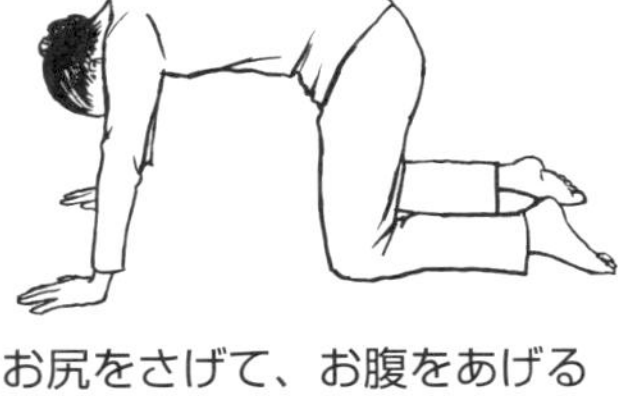

③頭とお尻をさげて、お腹をあげる

（腕と脚をあげる）

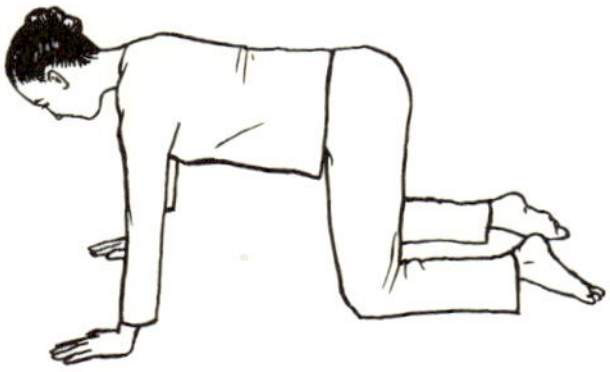

①よつんばいになり、背骨を床と平行にする

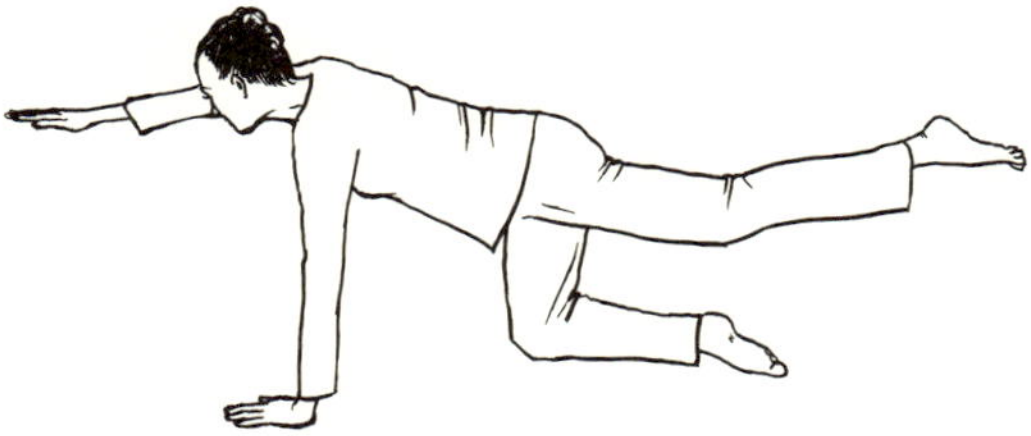

②右腕を前に伸ばしながら、左脚を後ろに伸ばす

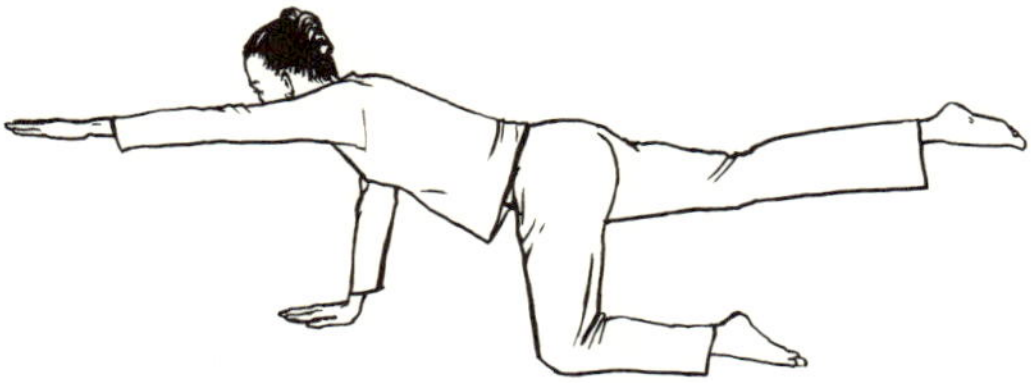

③左腕を前に伸ばしながら、右脚を後ろに伸ばす

（子どものポーズのストレッチ）

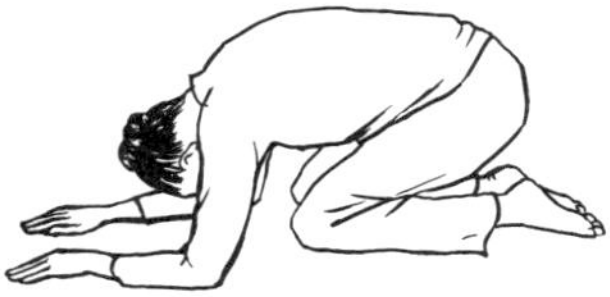

①両手を床につけたまま、お尻をかかとのほうへさげる

呼吸

（空気を集める）

①脚を広げ、立った姿勢で自然に呼吸をし、両手をへその高さの前方におく

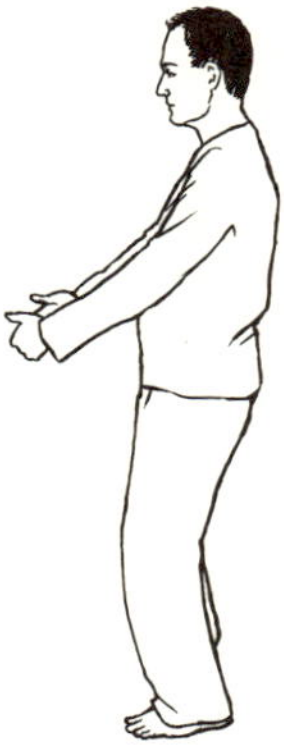

②息を吸いながら、両手を上に引きあげる

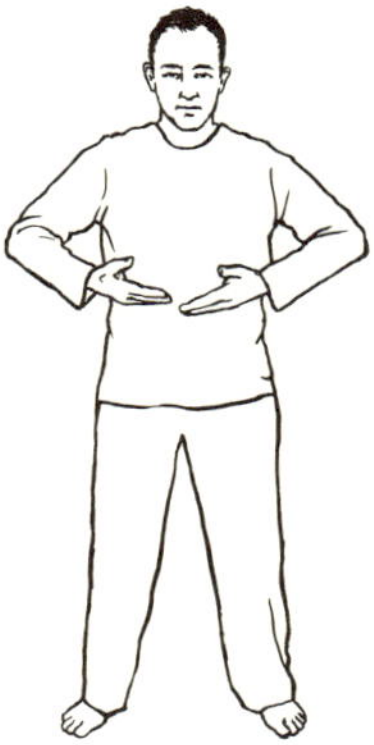

③胸の高さで、手のひらを回転させる

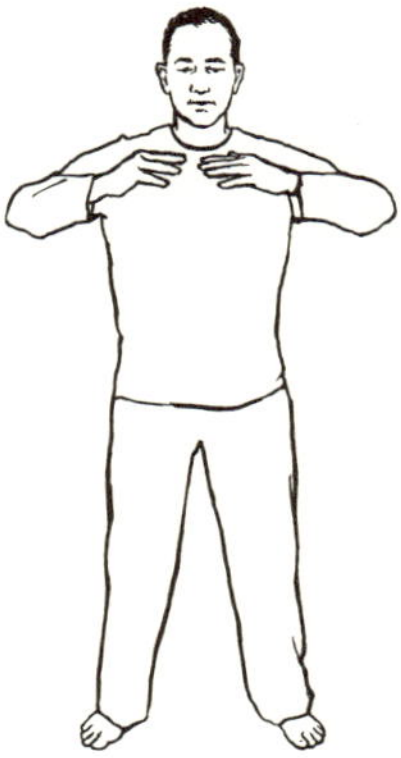

④息を吐きながら、軽やかに下にさげる

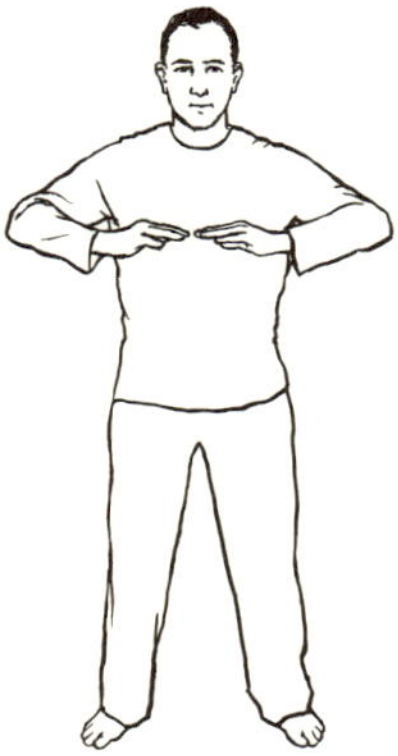

⑤下までさげたら、手のひらを回転させる

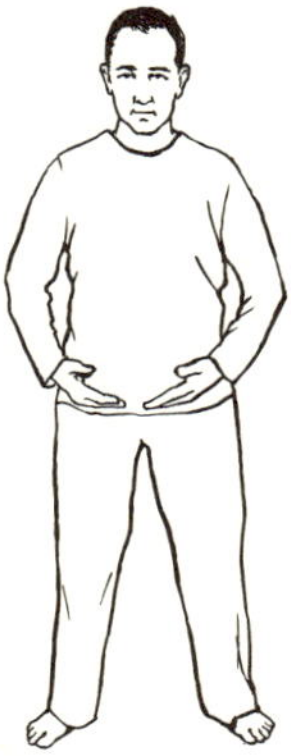

（押しだす）

①立った姿勢で自然に呼吸する

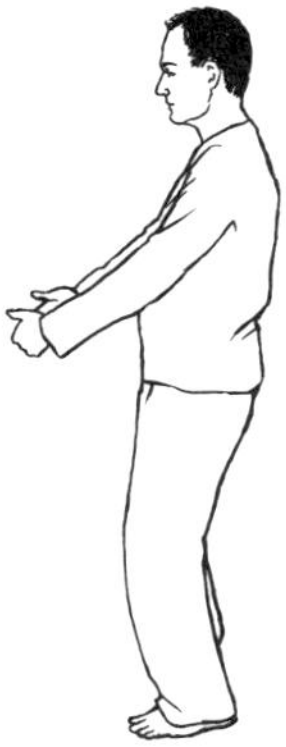

②息を吸いながら、両手を上に引きあげる

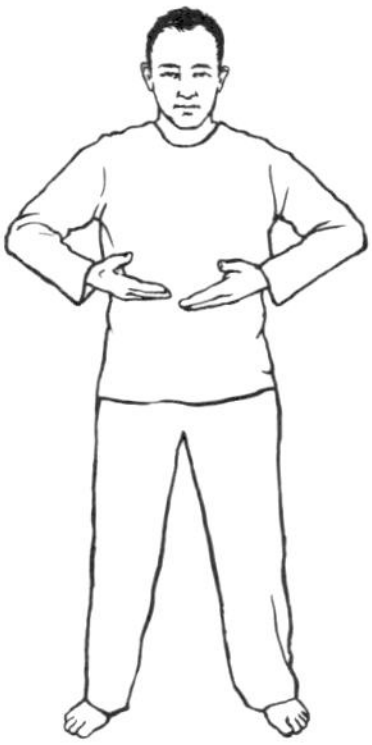

③息を吐きながら、手のひらを外側に向ける

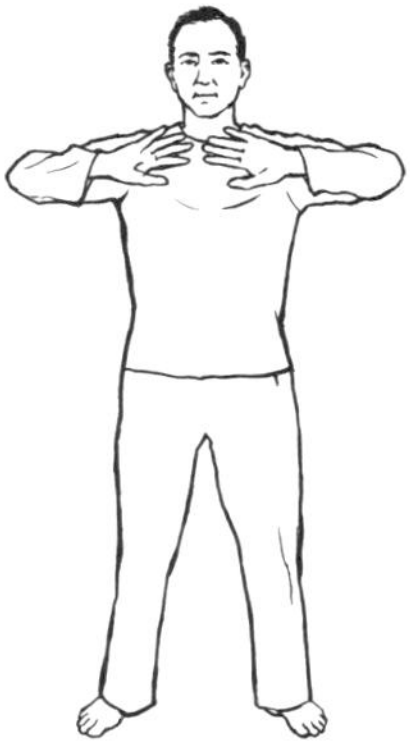

④息を吸いながら、手のひらを内側に戻す

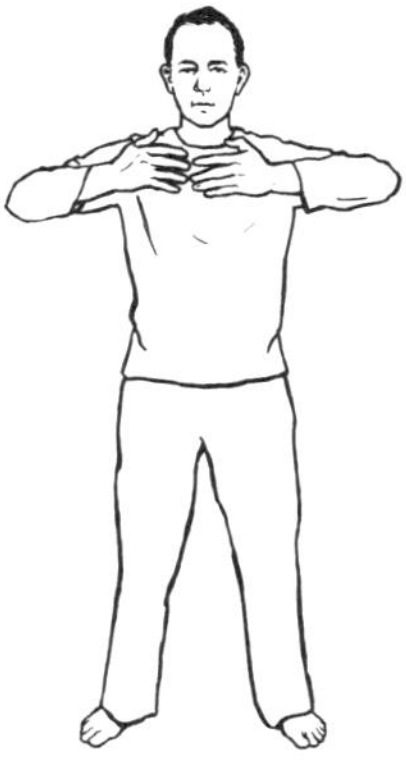

⑤息を吐きながら、軽やかにさげる

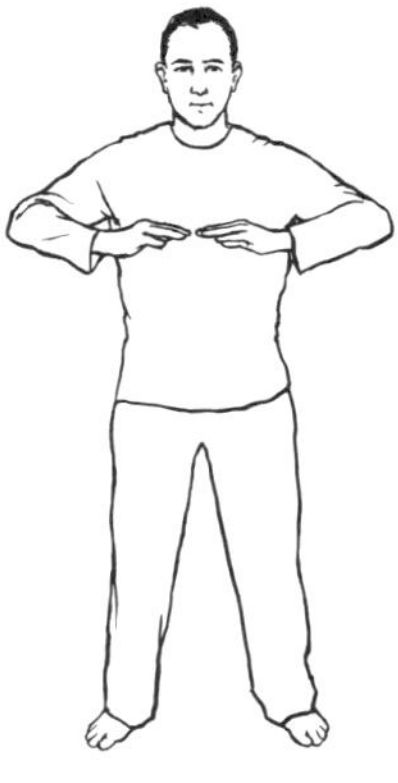

（広げる）

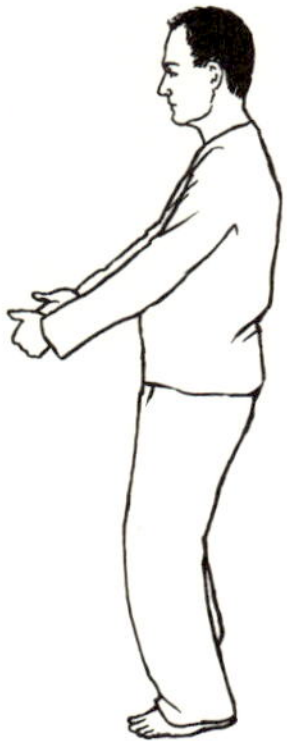

①立った姿勢で自然に呼吸する

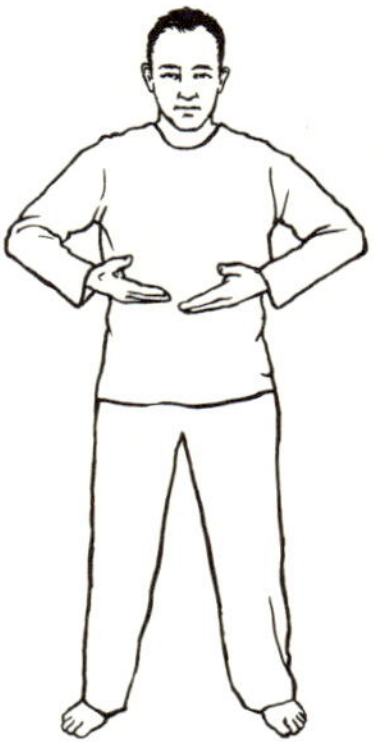

②息を吸いながら、両手を上に引きあげる

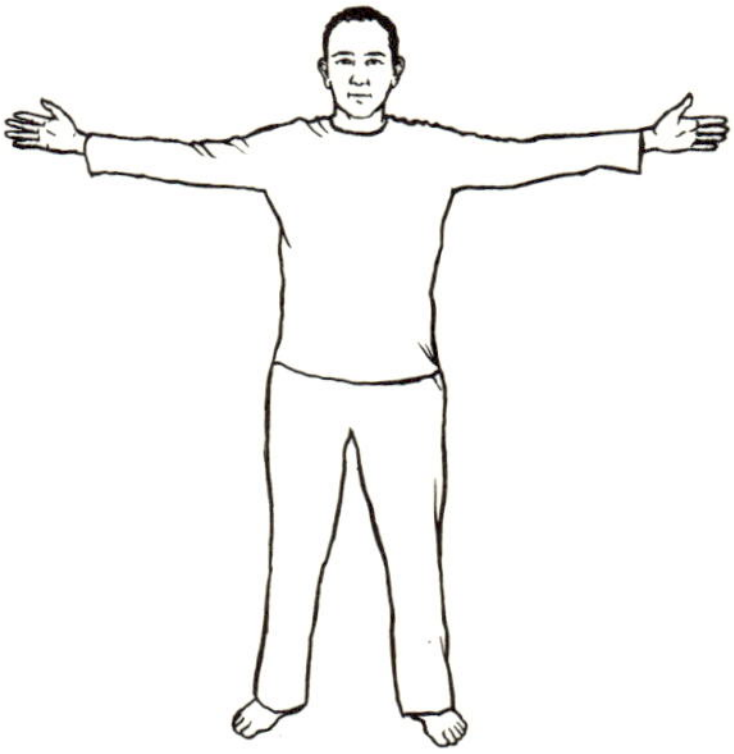

③息を吐きながら、両手を広げる

④息を吸いながら、両手を戻す

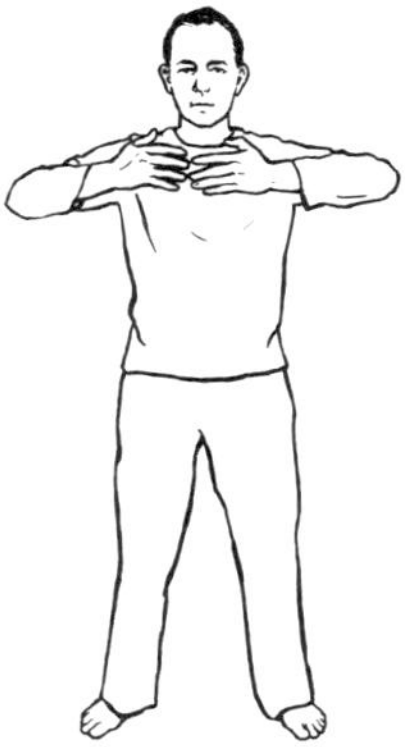

⑤息を吐きながら、軽やかにさげる

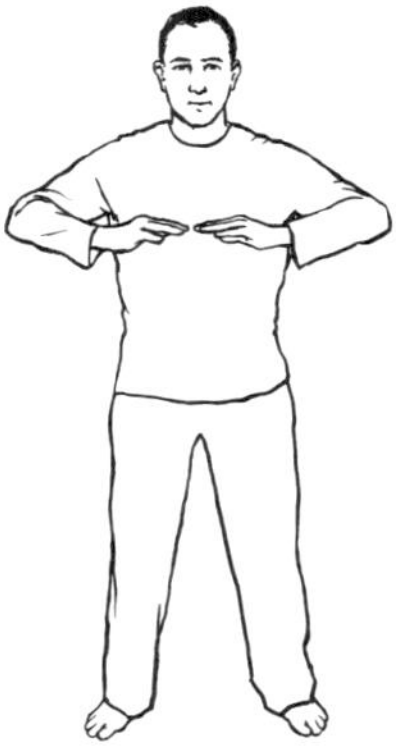

（まわす）

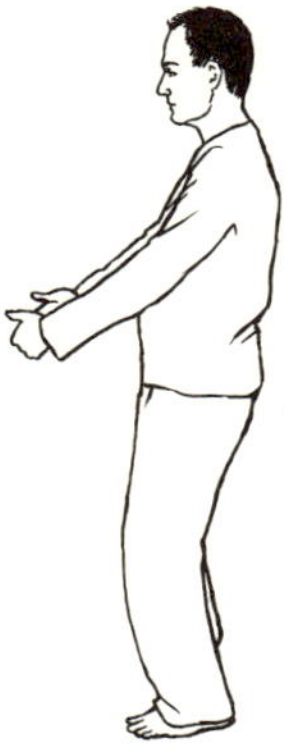

①立った姿勢で自然に呼吸する

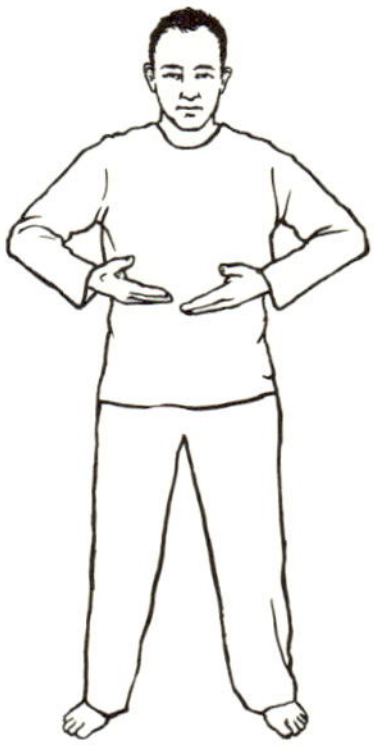

②息を吸いながら、両手を上に引きあげる

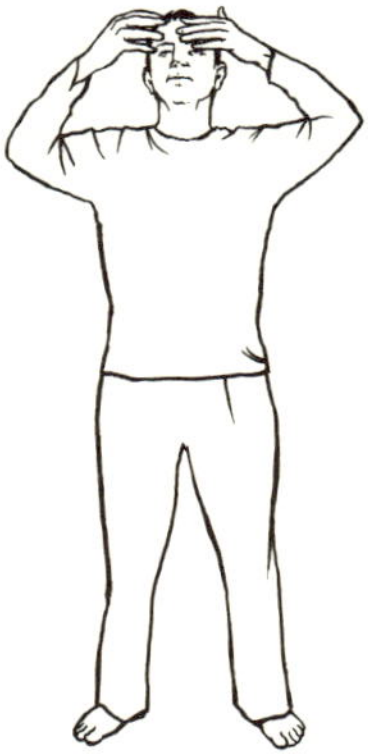

③両手の動きを目で追う

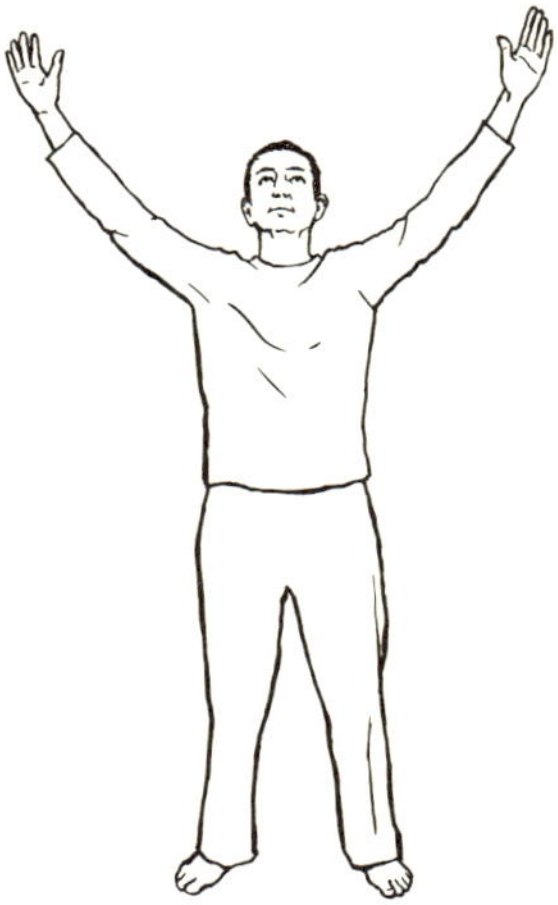

④息を吐きながら、まわす

改善には時間が必要

私たちの癖のなかには、心や体に深く染みついているものもあります。根深い癖はなかなか改善しにくいものですが、マインドフルネスを実践することで、徐々に改善することができるのです。

「三分間呼吸空間法」は、どこでもできる手軽な瞑想です。通常三分ですが、これは大まかな時間です。そのときのご自分の状態に合わせて長くしたり短くしたりして調整してください。

これから一週間、毎日三回練習しましょう。この練習で、呼吸空間法とはどのようなものかを感じとり、やり方が理解できれば、日常生活のなかでストレスを感じたとき、この方法を使ってストレスに対処することができるでしょう。たとえば、対人関係がこじれたときに呼吸空間法をすると心はいくらか落ち着くでしょうし、厄介な電話をかけるなど面倒なことをしなければならないときも心をととのえる助けになるでしょう。

実践①　三分間呼吸空間法

(1) いま起きていることに気づく

座る姿勢でも立つ姿勢でも、まず背筋をまっすぐに伸ばし、姿勢を注意深くととのえ、体から心にメッセージを送ります。「これはいつもと同じではない。ふだん立ったり座ったりすることとは違う。マインドフルになることだ」と。

次に、自分に問いかけてください。

・いま何が起きているか?
・何か考えが浮かんでいるか? もし浮かんでいるなら、どのような考えか?
・どのような感情がわき起こっているか?
・体で最も強く感じている感覚はどこか?
・どのような衝動があるか?

このように思考・感情・身体感覚・衝動をチェックします。でも、すべての質問に厳密に答える必要はありません。これは「いま起きていることに気づく」ための大まかな質問にすぎませんから。気楽に答えてください。気づき、確認することがポイントなのです。

（2）注意をしぼる

いま起きていることに気づいたら、穏やかに、でも意図的に、注意を呼吸に向けます。吸う息・吐く息を少しのあいだ観察してください。呼吸を観察し、吸う息・吐く息ひとつひとつの感覚に気づきましょう。

（3）注意を全体に広げる

注意を、呼吸や身体感覚など全身に広げます。呼吸、顔、体などに感じるものは何であれ、気づいてください。もし緊張を感じたら、その部分に注意を向けて呼吸をします。心を開き、柔軟に、その感覚を受け入れるのです。

その後、目を開け、少しずつ周りの世界につながっていきましょう。

理解①　体のバロメーター

体で何を感じているのか、あまりわからないときもあるでしょう。私たちは頭で考えることに非常に多くの時間を過ごしているため、体で感じていることに気づいていないのです。

バンガー大学マインドフルネス研究実践センターの同僚トリッシュ・バートリー（Trish Bartley）は、日常生活のなかで感情に気づきやすくなるよう「体のバロメーター」という実践法を考案しました。

最近ではバロメーター（気圧計）というものをあまり使うことがなく、たいてい骨董屋で見かけるくらいです。気圧が上がると針が動いて天気が晴れ、気圧が下がると針が反対側に動いて雨が降ります。気圧計を見れば天気の情報がわかるように、私たちも自分の体を見れば、瞬間瞬間、体の微細な情報を読みとることができるのです。

（1）まず、体（胸部や腹部のあたり、または二つのあいだのどこか）にストレスや困難をはっきり感じとれる場所を見つけてください。

（2）その場所を見つけたら、そこはあなたにとっての体のバロメーターになります。毎日、異なる時間にたびたび注意を向けましょう。ストレスを感じているときは、緊張や不快感を感じるかもしれません。ストレスの度合いに応じて、感覚が強くなったり弱くなったりするかもしれません。そこに注意を向けると、緊張や不快感が変化するかもしれません。また、ストレスだけでなく、楽しみや喜びを感じているときも、そこに注意を向けてください。まったく異なる感覚に気づくでしょう。

(3) 体のバロメーターを読みとる練習をするにつれ、頭で知るよりもずっと前に、体は微細な情報を迅速に伝えてくれていることに気づくかもしれません。

(4) 体のバロメーターに注意を向けるたびに、三分間呼吸空間法をおこなってもよいでしょう。これによって、いやな感覚や不快感を見つけたとき、その感覚とともに「いま」にいることができるのです。

あるいは、三分間呼吸空間法をするのではなく、体のバロメーターの感覚を観察し、その感覚といっしょにいてもよいでしょう。感じている感覚を別のものに変えようとせず、ただそのままにしておくのです。感覚をあるがままに受け入れ、瞬間瞬間変化している感覚とともにいてください。

参考① 「接近」と「回避」

前頭葉は、ひたいのちょうど後ろにある脳の小さな部分で、情動全体において重要な役割を果たしています。前頭葉に損傷を受けた患者の臨床的観察から、損傷が左側にあるのか右側にあるのかによって、違いが大きく示されました。左側に損傷を負った人は、喜びを感じられなくなり、ときには強い悲しみに襲われ、涙がとまらなくなることもあります。一方、右側に損傷を負った人は、損傷を気にすることなく、場違いなときに笑ったりする傾向があることがわかりました。

神経科学者リチャード・デビッドソン博士が研究を始めたころ（「はじめに」の参考①「マインドフルネスの起源と展開」参照）、脳の前頭前野の左右の活動と情動反応とのあいだには密接な関係がある、と考えました。そして調査の結果、「右側よりも左側が活発な人は、頭が冴えて活力があり、熱意や喜びに満ち、人生を楽しみ、高い幸福感がある。一方、左側よりも右側が活発な人は、不安や悩み、悲しみなどを感じやすく、極端に活発な人は深刻なうつ病を発症するリスクが高い」ということが明らかになったのです。

一九七〇年代、「幸福のセットポイント（基準値）」または「情動の型」に関する研究が、幸福とウェルビーイングの研究者たちによっておこなわれました。これは「大人になるまでに幸福のセットポイントは固定する」という考え方です。たとえ極端にポジティブな経験やネガティブな経験をしても、やがて必ずその人がもっている固有の幸福感の基準に戻るというものです。たとえば、「不幸に陥りやすい人（幸福の基準値が低い人）」が宝くじに当選したとしましょう。しばらくは喜んで、よい気分でいるかもしれませんが、すぐにもとの状態に戻って「不機嫌な金持ち」になります。また、「幸福を感じやすい人（幸福の基準値が高い人）」が片腕をなくしてしまったら、しばらくは落ち込むかもしれませんが、そのうちまたもとに戻り、「陽気な片腕の人」になるという考えです。

デビッドソンの修行僧への関心は——これについては「はじめに」で述べましたが——メンタルトレーニング（瞑想）によって「幸福のセットポイント」を変えられるのではないか、という問いから始まりました。脳の認知をつかさどる領域が情動をつかさどる領域に送る信号を変えることによって、前頭前野の活動パターンを変化させ、より前向きな情動を、より頻繁に生みだす方法はないだろうか、と。デビッドソンは、幸福のセットポイントは動かせると考えたのです。問題は、何がそれを動かすのかでした。

この疑問が引き金になり、熟練した瞑想修行僧を調査しようとヒマラヤまで遠征し、その後、ウィスコンシン大学マディソン校の彼の研究室に臙脂色の袈裟をまとった僧侶たちを招いて研究を始めたのです。

研究結果は目を見張るものでした。[3]瞑想しているときの瞑想熟練者の脳に、神経科学の研究においていまだかつて報告されたことがないレベルでのガンマ波の増加が示されたのです。ガンマ波のレベルは、精神の鍛練を反映しています。ガンマ波とは、脳の直観的な理解から生じる「ひらめき」の瞬間に見られる脳波です。ひらめきは、通常わずか二〇〇ミリ秒ほどしか続きません。ところが瞑想熟練者の場合、五分間も続いたのです。デビッドソンはこのことを「ひらめきの瞬間が連続した状態」と述べています。

僧侶は瞑想中、程度の差はあれ意識的に、認識と問題解決に関連する脳の状態を高めることができました。

さらに、瞑想をしていない状態でも、ガンマ波の大きな増加が見られたのです。これはデビッドソンらが最初にヒマラヤへの遠征で求めていたこと――瞑想によって、一時的ではなく、持続する特性が生じるという証拠――が示されたということです。瞑想した時間が長ければ長いほど、ガンマ波はより大きく、より長く持続するということが明らかになり、この考えが強化されたのです。

また、ｆＭＲＩ（機能的磁気共鳴画像診断装置）を使って測定した別の実験でも、ただならぬ結果が示されました。ある脳の機能が、残りのすべての機能からとび抜けていたのです。瞑想しているあいだ、左前頭前野の活動が右前頭前野の活動よりも、通常では考えられないくらい活発になりました。これまで見てきましたように、左側の活動は幸福に関係し、右側の活動は不安や恐怖など不幸に関係しています。こうした結果から、「幸福のセットポイントは瞑想によって変えられる」ということがわかりました。幸福のセットポイントは、結局、セットポイントではなかったのです。

瞑想熟練者の脳の調査のほかに、もうひとつ実験をおこないました。このような脳の変化は普通の人にも同じように起こるのか、という実験です。デビッドソンはカバットジンとチームを組み、それまで一度も瞑想したことのない人が八週間のマインドフルネス・コースに取り組むと脳がどのように変化するのか、という研究を始めました。

ウィスコンシン州マディソンの高圧バイオテクノロジー企業の従業員を対象にして、八週間のマインドフルネス・コースの効果を検証しました。[4]ひとつのグループは八週間のマインドフルネス・トレーニングをおこない、残りのグループはおこないませんでした。トレーニングの前と終了直後、そして四か月後の計三回にわたって全員の脳を測定したところ、実施前には全員が――強いプレッシャーのもとで働く多くの人と同じように――右前頭前野が活動する傾向があり、ストレスを強く感じていると不満を言いました。

差異がはっきり見られたのは、瞑想後です。八週間の瞑想を終えたグループのほうは、気分が明るくなり、仕事に打ち込めるようになり、活動的で、不安が減少したことが確認されたのです。これは脳を測定して裏づけられた結果です。前頭前野の左右の活動の比率は、左側が著しく増加しました。こうした結果は、四か月後の測定でも同様でした。

このようにして、受講者の主観的な経験と客観的なデータとが一致したのです。マインドフルネスのトレーニングによって、より健康で、よりポジティブになり、ストレスが軽減することが示されました。バイオテクノロジー企業の分子生物学者マイケル・スレーター（Michael Slater）はこのように述べています。

私は人生のあらゆる面で経験主義者です。どのような教義にも疑いを抱き、自分で調べます。研究室の仕事台だけでなく、私生活でも調べます。そこで、このマインドフルネス・トレーニングは私を惹きつけてやみません。というのも、私自身ストレスが軽減したことを体感しているからです。いらだちが減り、以前よりもストレッサーを多く引き受けられるようになりました。家内は私と過ごしやすくなったと感じているようです。このように目に見える結果がありました。経験主義者にとっては十分です。[5]

また、マインドフルネスによって、免疫機能が高まることも明らかになりました。八週間のトレーニングを受けた瞑想群と、受けなかった統制群とにインフルエンザ・ワクチンを接種したところ、瞑想群のほうに抗体量の著しい増加がみられ、免疫力が高まることが示されました。また、左前頭前野が活性化し、これによって幸福感が増大し、ストレスが軽減したのです。

ここで、起きたことを理解する方法がもうひとつあります。瞑想群は接近指向になったのに対し、統制群はどちらかといえば回避指向のままだったということです。

この二つの心のモードは、二つの異なる神経学的プロセス――接近システム（近寄ろうとする心の状態）と回避システム（避けようとする心の状態）が現れた原始時代にまでさかのぼります。

一九七〇年代以降、ある研究者たちは「二つの一般的な動機づけのシステムが、行動に大きく影響する」ことを示しました。二つとは、行動抑制システム（Behavioural inhibition system）と行動活性システム（Behavioural activation system）です。簡単に言えば、回避システムと接近システムです。(6)

接近システムとは、報酬によって活性化される行動システムのことです。好きな人やチョコレートに引きつけられる感覚、近づきたいという願望は、この接近システムから生じています。一方、回避システムは、罰や危険を避けようとする行動システムのことです。愛する人から拒絶される恐怖、ヘビを見たときの恐怖、嫌いなものを避けたいという願望は、この回避システムから生じているのです。

デビッドソンの初期の研究が明らかにしたように、接近システムは左前頭前野の活動に関連しています。報酬を求め、よい出来事を期待する希望や喜びなど、ポジティブな情動に関係しています。一方、回避システムは、右前頭前野の活動に関連し、恐怖、反感、嫌悪、不安などネガティブな感情に関係して、目的に向かおうとする行動を回避します。

このニつのシステムは、生存本能によって進化してきたものです。「自分にとってよいものには近づき、自分を脅かす危険なものは避ける」という重要な役割を果たしてきました。しかし、遺伝子や生活環境の変化によってこのメカニズムが歪められ、その結果、現代では成人した人のなかに過度な回避システムが慢性的に活動し、過剰に不安になったり落ち込んだりする症状がみられるのです。

デビッドソンは、「マインドフルネスのトレーニングをすることで、この過度の回避指向を接近指向に変えることができる」ことを示しました。困難な出来事が起こったときでも、穏やかに、落ち着いて、段階的に向き合うことができるようになり、さらには困難に対して新たなアプローチを見いだすことができるのです。困難を回避するのではなく、接近します。限界に働きかけるのです。

参考②　「共感」と「体への気づき」

自分の体で起きていることを読みとれるようになると、他人の体で起きていることも読みとれるようになります。自分の体と体の状態に対する気づきが高まるにつれ、共感のレベルも高まるのです。

人類の歴史二六〇万年ほぼすべてのあいだ、いまからおよそ一万年前の定住農業が始まるまで、私たちの祖先は部族として一五〇人ほどの集団をつくって生活していました(7)。乏しい資源をめぐって他の部族と争い、敵から逃げ、ほとんどすべての時間を食料を探すことに費やしていたのです。そのような厳しい環境のなか、他と結束して協力した者たちはたいてい長生きし、多くの子孫を残しました。結束の強い集団は結束の弱い集団を打ち負かし、このようにして結束の強い集団が生き残ったため、私たちはその遺伝子を主に受け継いでいるのです。そして、互いに協力して働かなければならなかったことから、互いに心を感じとる能力――相手の心で何が起きているのかを感じとる能力――が発達したのです。

人には、他人の内面を感じとる並外れた能力があります。これは三つの神経システム――行動・感情・思考――に依存しています。また、他人の行動・感情・思考を、自分の経験のなかでシミュレーションする能力もあります(8)。

他人の「行動」を見たとき、自分がその行動をしたときと同じように、脳のなかのニューロンが活動します。これは、他人が経験している感覚を、自分も経験しているということです。(9) このように、他人の行動を鏡に映したかのように反映して活動する神経細胞を、「ミラーニューロン」と言います。たとえば誰かが苦しんでいるのを見たとき、自分のなかで何が起きるでしょうか？

おそらくその人が感じている苦しみを、自分もいくらか感じていることに気づくでしょう。あるいは、友人や家族が喜んでいるのを見たときはどうでしょうか？　きっと自分のなかでも喜びを感じているでしょう。

私たちには経験を形づくる「感情」に関連する回路があり、他人が恐怖や怒りなど強い感情を抱いているのを見たときにも、自分がその感情を抱いたときと同じように、自分の神経回路が活動します。このようにして、私たちは他人の感情を理解することができるのです。(10) したがって、自分の感情や身体感覚に気づけば気づくほど、他人の感情や身体感覚を読みとれるようになるのです。

もうひとつ、他人の「思考」を読みとるときに活動する回路があります。「他人の〝思考〟を推測する際に関連して働く前頭前野の回路」は、「他人の〝行動〟や〝感情〟を感じることに関わる回路」に連動して働きます。この「行動」と「感情」と「思考」の三つのシステムは、互いに助け合います。これによって、私たちは他人がどのように感じているのかを理解することができるのです[11]。二人が互いを感じとる能力は[12]、互いの関係をいきいきと活気づけ、理解し合い、穏やかな関係を築く、重要な要因になります。

他人のことを読みとる能力で鍵となるのは、自分自身に起きていることを読みとる能力です。自分の体で起きていることを読みとれば読みとれるほど、他人のことが正確に読みとれるのです。

参考③　「物語回路」と「経験回路」

ノーマン・ファーブ（Norman Farb）はトロント大学で神経心理学を学び、「現在の瞬間への気づきと心身の幸福との関係」に焦点を当てた研究をおこなっています。さまざまな研究結果を参考にし、「人は現在の瞬間に気づくことによって、〝破壊的で非建設的な行為〟を〝建設的な行為〟に変えることができる」ということに注目しました[13]。

しかし、現代社会は現在の瞬間から注意をそらせるものであふれています。スマートフォン、インターネット、広告、ソーシャルメディアなど、注意を散漫にさせるものがいっぱいです。もちろん、ときには目の前の現実より、先のことを考えて計画をたてることも必要かもしれません。しかし、過去や未来に生きることが癖になってしまうと、現在に向き合い、いま起きている出来事に対して建設的に対応することがおろそかになってしまいます。その結果、ストレスや不安、うつなどあらゆる苦しみが生じるのです。

そこで、ファーブは「マインドフルネス・トレーニングのスキルを使って、いまの瞬間の身体感覚に注意を向けることにより、自分自身も生き方も幸福へと変容できる」ということを示しました。

これまで本書で見てきましたように、マインドフルネス・トレーニングの中心的なメカニズムは、「注意の焦点を合わせるためのアンカーとして身体感覚を使う」ことです。ファーブは、マインドフルネスのトレーニングから示された「脳内ネットワークの変化」と「行動の変化」を調査し、「人はいかに体をとおして自分自身や周りの世界を知覚するのか」という神経科学の研究に取り組みました。そして、「身体感覚の変化に気づけば気づくほど、ネガティブな思考から生じる心の問題に対応できるようになる」ことを明らかにしたのです。

たとえば、これまで私たちは「状況やものごとについて反すうすることがいかにうつを強めるか」ということや、「ストレスがかかっているときに陥りがちな破滅的な思考がいかに不安を強めるか」ということを見てきました。このようなネガティブな思考が生じたとき、「いま・ここ」の身体感覚に気づき、意識を向けることが、ネガティブな思考から離れるための強力な手段になるのです。

二〇〇七年、ファーブと同僚らは、神経科学の視点からマインドフルネスの理解に新たな光を当てる研究を発表しました(14)。

人は二つの脳内ネットワークを使って周りの世界を経験します。ひとつは、「デフォルト・モード・ネットワーク」で、とくに何もしていない安静状態のときに活動します。ちょうど車のエンジンを低速回転でアイドリングさせているような状態です。

たとえば、陽の光が心地よく降りそそぐ日にバスを待っているとしましょう。とくに何もすることはなく、注意を引きつけられる出来事もありません。肌に触れる太陽のあたたかさや、髪をなびかせるそよ風を感じ、真っ青な美しい空を楽しんでいます。でも、そのとき頭のなかで、今日の夕食は何にしようかと考え始め、おいしく作れるだろうか、家族は喜んでくれるだろうか、と心配します。デフォルト・モード・ネットワークが働きだすのです。

私たちは計画、空想、反すうなど、たえまないおしゃべりに非常に多くの時間を費やしています。自分や他人のことを考えるとき、このデフォルト・モード・ネットワークが働きます。これは自分の過去や未来の物語だけでなく、自分が知っているあらゆる人の物語を引き合わせておしゃべりすることです。私たちがこのデフォルト・モード・ネットワークを使って周りの世界を経験するとき、外の情報はすべて、自分のフィルターをとおし――解釈を加えて――処理されるのです。

バス停でバスが来るのを待っているときに、幼い子どもを連れた母親を見かけたとしましょう。このとき自分の子どものことを思いだし、さらには自分はよい母親だろうか、子どもはいま何をしているのだろう、と考えるかもしれません。いま穏やかな日の午後にバスを待っているのですが、人生のこの貴重な時間を、心配や批判、反すうをして過ごすのです。デフォルト・モードでいることは間違っているわけではありません。でも、もしそのレンズをとおしてしか世界を経験できなければ、あまりよい結果にならないでしょう。

もうひとつの神経ネットワークは、シンプルに直接経験するネットワークです。これには、身体感覚を直接知覚し、注意を切り替える中心的な回路に関連する脳領域――「島《とう》」が含まれます。この回路が活性化すると、過去や未来、他人、自分のことをあれこれ考えなくなり、感覚に生じている情報をリアルタイムで知覚し、直接経験するのです。

晴れた日にバスを待っているときには、肌に触れる太陽のあたたかさを感じ、髪の毛をなびかせているそよ風を感じ、地面に触れている足を感じます。満ち足りながら立ち、経験していることをそのまま経験するのです。

この二つの神経回路――デフォルト・モードの「物語回路」と直接経験する「経験回路」――は反比例しています。言い換えれば、どちらかが活動すればもう一方は活動しなくなるという関係です。思考に夢中になっているときには、見る・聞く・触れるなどの感覚はほとんど感じていません。一方、いまこの瞬間に経験している感覚だけに注目すると、物語回路は活動しなくなるのです。

そこで、「物語回路」が働きだし、これから起こりうるストレスフルな出来事に対して不安を抱いたり、自分を厳しく批判したり、反すうしたりしていることに気づいたら、一度深く呼吸をして、いま経験していること――床に触れている足の感覚や胃がむかついている感覚など――に注意を向けることがとても役立ちます。これによって、物語回路の活動が劇的に変わるのです。

物語回路は、私たちが計画を立てるとき、目標を決めるとき、戦略を練るときなどに役立ちます。芸術を創造することもでき、人生を豊かにする一方、役に立たない妄想に陥れ、妄想のなかに閉じ込めることもするのです。

そこで、直接経験する能力を育てることによって、体の感覚をいきいきと感じることができ、もうひとつの「経験回路」が活動し始めます。この状態にあるとき、私たちは「いま・ここのシンプルな現実」に近づくことができます。自分と自分の周りで起きていることを、正しく認識できるようになるのです。

このように、ものごとを直接理解し、経験することで、世の中への対応の仕方が柔軟になり、過去の癖、期待や憶測にとらわれなくなります。そして、いま起きている出来事に対応しやすくなるのです。

ファーブの研究によると、マインドフルネスのトレーニングを受けた人は、物語モードと経験モードの違いについての認識が高いということが示されました。いつでも自分がいまどちらのモードにいるのかを知り、この二つの回路を簡単に行き来することができるのです。

それに対し、マインドフルネスのスキルを身につけていない人は、自動的に物語モードに陥る傾向が強い、ということが示されました。

宿題①　ホームワーク（1）

（1）六日間、毎日「マインドフル・ストレッチ」をおこないましょう（約三五分間）。このストレッチのポイントは、体と直接つながることです。ストレッチをとおして体に働きかけることにより、自分自身を経験し、思考・感情・身体感覚・衝動と直接つながれるのです。ただ、もし腰やどこかに健康上の問題がある場合には無理をせず、体を大切にし、どのストレッチをするのか（あるいは、どれもしないか）をご自分で判断してください。

（2）毎日、（1）とは別の時間に「呼吸のマインドフルネス瞑想」を一〇分間おこないましょう。

（3）一日三回、あらかじめ決めた時間に「三分間呼吸空間法」をしましょう。

（4）宿題③の「不快な出来事」を記入しましょう。毎日ひとつの出来事を取りあげます。これは、不快な出来事に付随して生じる思考・感情・身体感覚・衝動に細かく気づく機会になります。毎日ひとつ、不快な出来事に気づき、できるだけ早めに、でも無理なくできそうなときに、頭のなかの思考（言葉やイメージ）、身体感覚とそれを感じる場所などを記入しましょう。でも頑張りすぎないでください。これはたんに気づきを促すためだけのものにすぎませんから。

・大小にかかわらず、「いま・ここ」から注意を引き離したり、心を落ち込ませたりする不快な出来事は何ですか？

・最も目を向けたくない不快な出来事は何ですか？

・いつ自動操縦の状態になりましたか？　それはどういう状況のときに起きましたか？

（5）できるだけ出来事が起きた瞬間をとらえましょう。

宿題② ホームワーク（2）

（1）六日間、毎日「マインドフル・ストレッチ」をおこないましょう（約一五分間）。このストレッチのポイントは、体と直接つながることです。ストレッチをとおして体に働きかけることにより、自分自身を経験し、思考・感情・身体感覚・衝動と直接つながれるのです。ただ、もし腰やどこかに健康上の問題がある場合には、無理をせず、体を大切にし、どのストレッチをするのか（あるいは、どれもしないか）をご自分で判断してください。

（2）毎日、（1）とは別の時間に「呼吸のマインドフルネス瞑想」を五分間おこないましょう。

（3）一日三回、あらかじめ決めた時間に「三分間呼吸空間法」をしましょう。

（4）宿題③の「不快な出来事」を記入しましょう。毎日ひとつの出来事を取りあげます。これは、不快な出来事に付随して生じる思考・感情・身体感覚・衝動に細かく気づく機会になります。毎日ひとつ、不快な出来事に気づき、できるだけ早めに、でも無理なくできそうな

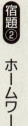

ときに、頭のなかの思考（言葉やイメージ）、身体感覚とそれを感じる場所などを記入しましょう。でも頑張りすぎないでください。これはたんに気づきを促すためだけのものにすぎませんから。

・大小にかかわらず、「いま・ここ」から注意を引き離したり、心を落ち込ませたりする不快な出来事は何ですか？

・最も目を向けたくない不快な出来事は何ですか？

・いつ自動操縦の状態になりましたか？　それはどういう状況のときに起きましたか？

（5）できるだけ出来事が起きた瞬間をとらえましょう。

宿題③　「不快な出来事」の観察

毎日ひとつ、不快な出来事に気づき、それを表に記入しましょう。

	例	月曜日	火曜日
どのような経験ですか？	満員電車で身動きできなくて電車から降りられず、仕事に遅刻した。		
そのとき体ではどのような感覚を感じましたか？	口をギュッと結ぶ。胃がむかっとする。肩がこわばる。		
そのときどのような感情がわき起こりましたか？	いらだち。怒り。あせり。		
そのとき何を考えましたか？	会社で遅刻の理由を説明するのが面倒だ——いやだな。		
そのときどのような衝動が起こりましたか？	鉄道会社の社長に電話して文句を言おう。		
これを書いているいま、何を考えていますか？	かなりネガティブな反応をしている！		

日曜日	土曜日	金曜日	木曜日	水曜日

第四週　「反応」から「対応」へ

日常生活のなかでは、我慢できないこともときどき起こるでしょう。

・遅刻しそうなため、あせって車を運転していると、横暴な車が前に割り込んできた。むっとしてクラクションを鳴らし、その運転手をにらみつける。ハンドルをギュッと握り、怒って文句を言う。

・子どもがまた手に負えない要求をしたとき、事態が悪くなるだけとわかっていても、子どもにきつくあたってしまう。

・ケーキ屋の前を通りかかったとき、思わず店に入ってケーキをひとつ買う。買ってから、炭水化物の多いものを避けようと決めていたことを思いだす。

・仕事中、喧嘩腰で絡んでくる職場の同僚のせいで、気分が悪くなり、やる気をすっかり失ってしまう。

こうしたとっさの行為をひとことで言うなら――「反応」です。少し考えて、状況に対して適切に「対応」する前に、脳の原始的な部分から電光石火の速さで「反応」が生じるのです。

ストレスがかかっているときは、反応しやすいものです。ストレスを感じると、原始脳の部分が警報を鳴らし、考える前に行動します。このとっさに生じる「反応」は、自分にも他人にも役に立たないものが多いのです。

先ほどのどの状況でも、賢く上手に「対応」するのはけっしてむずかしくないでしょう。「心が穏やかで静かなときに賢明な〝対応〟をする」ことと「瞬間的に熱くなって〝反応〟をする」こととは、性質も、その結果も、まったく異なるのです。

では、どうすれば「対応」することができるのでしょうか？

それは、困難な出来事を困難な出来事として受け入れ、衝動的に反応しないスキルを身につけることです。不快な経験をしたとき、心がまず衝動的にすることは、それを追い払おうとすることです。心が自動操縦状態のとき、私たちはおのずと嫌悪の反応をするのです。

そこで、マインドフルにアプローチすることによって、反応の方向性を変えることができます。気づきの空間のなか、不快感を追い払おうとせず、不快感とともに静かにとどまります。とどまることで、不快感をあるがままに理解し、「自動的な反応」ではなく「意識的な対応」ができるようになるのです。

逸話① 二本の矢

むかしは狩猟や戦いの武器として矢が使われていました。矢に刺されたら、痛みを強く感じます。この矢をたとえにして、いまから二五〇〇年以上も前、マインドフルネス（気づき）を体現していた聖者ブッダが説いた「二本の矢」についてのお話がありますので、ご紹介しましょう。

一本目の矢は「体」に刺さり、二本目の矢は「心」に刺さります。マインドフルでない人（気づきのない人）は、体に矢が刺さるとたちまち二本目の矢にも刺されます。たとえば戦場で矢に刺されたとしましょう。体に刺さった瞬間、痛みが走ります！　さらに次の瞬間、もう一本の矢が心に刺さるのです。「なんで自分だけが刺されたのか？」「いったい何が起きたのか？」「この傷は治るのか？　どうすればいいんだ」「戦場に来るべきではなかった」「もっと鍛えておくべきだった」というように――。心は体の痛みを強める矢をもう一本、すばやく心に突き刺すのです。

ブッダは、「矢に刺されたとき、マインドフルな人（気づいている人）は、体に痛みを感じてそこで止まる」と教えています。

矢に刺されると、人なら誰でも一番目の痛み――体の痛み――を感じるものです。その後、その痛みに対してどう反応するかで、二本、三本、四本、五本……の矢に刺されます。この心の矢は、自分自身が突き刺しているのです。

そこで、マインドフルネスを実践すると、心に矢を突き刺すのを防ぐことができます。マインドフルに気づいているなか、痛みや不快感にとどまり、体の痛みに加えられる「心の反応の流れ」を止めることができるのです。

痛みが生じると、私たちはたいてい嫌悪で反応するものです。じっとしていられません。痛みや不快感はいやですから、なんとか取り除こうと、そればかりに時間を費やします。取り除くためにさまざまな手段を使いますが、たいていそれは自動的にやっています。不快感から目をそらしたり、妄想や空想に耽ったりします。攻撃したり、怒ったり、責めたりするかもしれません。また、「この不快感を取り除くために何か手を打たなければならない――いますぐに！」と考えて、あわてて解決策を探し求めるかもしれません。あるいは、新たに何か楽しいことに夢中になるかもしれません。

でも、このように「反応」しても、何も役に立ちません。別のことに夢中になることも、目をそらすことも、怒ることも、どれもさらなる不快感を引き起こし、悪循環に陥らせるだけなのです。不快感や嫌悪感それ自体がさらに心を不快にさせ、さまざまな反応を引き起こすのです。

想像してみてください。夜遅くまで仕事をして帰宅したところ、パートナーが寝ていました。相手を気づかい、起こさないよう、電気をつけずに暗いなかで着替えをします。ベッドに行こうとするとき、何かにつま先を強くぶつけました。大きなブリーフケースがベッドのそばに置きっぱなしになっていたのです。

痛いっ！　まず「第一のストレッサー」が生じます——つま先をぶつけたときに感じた体の痛みです。

次の瞬間、起きたことについて頭のなかで妄想し、「第二のストレッサー」が回転し始めます。パートナーに対して、「自分勝手だな、ひどい。こっちのことなんてまるで考えてない。私はいろいろ気づかってやっているのに。なんだ彼女のほうは。かばんを片づけるように言っておいたはずだ。まだ片づけていないなんて」

それでベッドに入りますがなかなか眠れず、布団を自分のほうに引っ張ったり、寝返りを打ったり、夜中ずっと動き、いらだち、腹を立てながら時間を費やすのです。

あるいは、自分に対してあれこれ妄想するかもしれません——なんで靴をはいていなかったのか、なんで電気をつけなかったのか、なんてばかなんだ——と。また、自分と相手の両方を責めるかもしれません。いずれにしても、一番目のストレッサーはすでに消えているのに、眉間にしわを寄せ、体をずっと緊張させたまま、いまでもまだ二番目のストレッサーの矢に刺され続けているのです。

では、マインドフルにアプローチするとどうなるでしょうか？つま先をぶつけて、痛みを感じます。ここまでは前と同じです。その後、椅子に座って優しくさすり、しばらく痛みとともにいます。痛みがおさまるのを待ち、朝になったらパートナーにかばんを片づけるよう少し強く言おう、と心に決めてベッドに入り、ゆっくり眠るのです。

二番目のストレッサーは、私たちの生活全体に影響を及ぼします。否定的な言葉を吐いたり、妄想に耽ったり、仕事中毒になったり、悩んだり、役に立たない反すうをしたり、忙しくしたり、食べすぎたり、薬物を乱用したりなど、不適切なやり方で対処しようとするのです。しかし、どれも役に立ちません。ストレスが軽減するのではなく、増大するのです。

ストレス反応vs.ストレス対応

マインドフルネスの重要なスキルのひとつに、「ストレスに対する〝無意識的な反応〟を〝意識的な対応〟に置き替える」ことがあります。

私たちは、ストレッサーを避けることはできません。しかし、気づきをもってストレッサーに「対応」するなら、適切に、健全にストレスに対処することができるのです。一瞬一瞬、意識的に気づくことによって、創造的に選択することができるようになります。ストレス反応を自動的に続けるのではなく、反応の流れに積極的によい影響を与えることができるのです。

ストレス反応は自動的に、たいてい意識下で起こるものです。そこで、その意識下に「気づき」の機能を取り込むことで、ストレス反応を自然に変化させるのです。ここが、ストレスに対して「反応」するか「対応」するかを決める一番の要因になります。

ストレスが生じた瞬間、マインドフルに気づくなら、「状況」と「ストレスに反応したがる衝動（心をかき立てるいらだち）」に気づくことができるようになるでしょう。心にわきあがってくるさまざまな思考・感情・感覚・衝動は、実在するものではありません。移り変わっていくたんなる現象にすぎないのです。あらゆるものが変化しているということが、事実なのです。

反応ではなく対応を身につける

一般的に、何かいやな経験をしたときには、次の三つのうちいずれかの反応をします。

・無関心――いま起きている出来事から心をそらし、別のところに向ける。
・執　着――いま起きている楽しい経験にしがみつくか、まだ起きていない経験を望む。
・嫌　悪――いま起きている不快な経験を取り除きたがるか、将来起きてほしくない出来事を避けようとする。

この三つの反応はどれも――嫌悪の場合はとくに――問題を引き起こします。そこで重要なのは、「いま経験していることに気づく」ことです。そうすれば「自動的に反応する」のではなく、「マインドフルに対応する」ことができるのです。

瞑想は研究室のようなものです。準備した特定の条件のなかで瞑想していくと、自分がものごとに対してどのように反応する傾向があるのかに気づき、さらにはどうすれば「反応」ではなく「対応」できるようになるのか、ということがわかるようになるでしょう。

また、定期的に瞑想するなら、いまの瞬間から注意がそれたときには、それたことに気づき、穏やかに、しっかりと、注意を呼吸などの瞑想対象に戻す機会がたくさん得られます。このようにして、「それるたびに気づきを戻す」練習をくり返しおこなうことができるのです。

それから、反応に対処するために「三分間呼吸空間法」を使うこともできます。体のこわばりや緊張、不快感に気づいたとき、呼吸空間法をおこなうことによって、「反応」ではなく「対応」することができるのです。

これまで見てきましたように、「対応」するには気づきが必要です。感情や感覚と同様、体は気づくための重要なアンカーになります。体はいつでも感覚や感情といっしょにありますから、思考したり、いらだったりしたときはつねに、体に戻ることができます。いま体で何が起きているのかということに明確に気づくことで、私たちはリアルタイムで「いまの瞬間」に注意の焦点を向けることができるのです。

このような理由から、今週は引き続き「体の動きに気づく練習」を重点的に説明しましょう。

マインドフルに歩く

今週の自宅練習の一部に、「歩く瞑想」があります。伝統的な瞑想の姿勢には、座る・立つ・歩く・横になるという四つの姿勢があります。

これまで私たちは、座る姿勢で「呼吸のマインドフルネス瞑想」、横になる姿勢で「ボディスキャン瞑想」、先週の「マインドフル・ストレッチ」の一部として立つ姿勢（立った姿勢で呼吸や身体感覚にマインドフルになる瞑想）をおこないました。今週は、歩く姿勢で「歩くマインドフルネス瞑想」をおこないます。これで四つの姿勢での瞑想が完成するのです。

多くの人は日常生活でかなりの時間、歩いています。でも、意識せずに歩いていることがほとんどです。駅から会社に向かうときも、家や職場で移動するときも、たいてい無意識に歩いています。そこで、このなにげなく移動している時間――たとえほんの短いあいだでも――マインドフルに歩くなら、「いま・ここ」につながるすばらしい機会になるでしょう。

実践① 歩くマインドフルネス瞑想

五歩から一〇歩ほど、できるだけまっすぐに歩ける場所を見つけてください。瞑想しているとき、誰にも妨げられない場所や、人に見られても気にならない場所を選ぶとよいでしょう。歩く瞑想は、屋内でも屋外でもおこなうことができます。

(1) 両足を腰幅に開いて立ち、膝が曲がりやすくなるように両足を少し離します。腕は体の横におろしてください。目は閉じませんが、あちこち見ません。視線を一・五メートルから三メートルほど前方におきます。何かを見ようとするのではなく、視線をただおいたままにしてください。

(2) 両足が床に触れている感覚に注意を向けてください。体重が両足にかかる感覚、背筋がまっすぐに伸びる感覚も感じましょう。両膝を数回軽く曲げると、足や脚全体の感覚がはっきり感じられるかもしれません。

(3) 準備ができたら、左のかかとをゆっくり床からあげます。脚の感覚に注意を向けてください。ふくらはぎの筋肉、もも、膝の感覚に気づきましょう。動かしながら左脚全体をそっとあげると、右脚に自然に体重が移動します。その移動していく感覚を感じてください。左足の感覚に気づきながら左足を前に動かし、かかとをおろし、足の裏全体を床に着けます。右のかかとが自然に床から離れると、左脚や足の裏に体重が移動することを感じましょう。

(4) 体重が左脚に完全に移動したとき、右足の残りをあげ、ゆっくりと前に動かして、おろします。このとき脚全体の感覚が変化していることに気づきながら、かかとが床に触れる感覚を感じましょう。床にそっと置くにつれ、右脚全体に体重が移動しているのを感じます。そして、左のかかとがあがる感覚を感じてください。

(5) このようにして、ゆっくり歩き続けます。かかとやつま先が床に触れる感覚、脚を前に動かすときの感覚にも気づきましょう。

(6) 端《はし》まで来たら、ゆっくりまわって方向を変えます。複雑な動きに気づきながらゆっくりまわり、また歩いてください。

(7) 行き来しながら、脚全体の感覚や足の裏が床に触れる感覚にできるだけ気づいて歩きましょう。視線は前方の床にそっと向けておいてください。

(8) 注意がどこかにそれてしまって、歩く感覚に注意を向けていないことに気づいたら、足の裏の感覚に注意をそっと戻してください。足の裏が床に触れる感覚をアンカーにして、瞬間瞬間気づきをつなげていきます。心がいらだったときには、しばらく立ち止まるとよいでしょう。両足をそろえ、まっすぐに立ち、呼吸に気づきを向けます……。心と体がととのったら、もう一度歩いてください。

(9) 一〇分から一五分間歩きます。それ以上でもよいでしょう。

(10) 初めは「歩いている感覚」にしっかり気づけるよう、ゆっくり歩いてください。心地よくなってきたら、日常のペースや速足で歩いてもよいでしょう。

心がいらだっているときには、気づきながら速いペースで歩き、心が落ち着くにつれて自然にペースを落としていくとよいでしょう。

（11）日常生活のなかでも機会をみて、歩く瞑想をするときのようにできるだけマインドフルに気づきながら歩いてください。

初めて歩く瞑想をする人のなかには、「かっこう悪い」「不自然だ」と言う人もいます。これはごく普通の感想です。ふだん無意識におこなっていることを意識的におこなうと、とてもぎこちなく、歩き方を最初から学んでいるかのように感じるかもしれません。そう感じても、続けることが大切です。しばらくするとだんだん慣れてきて、心地よさを感じるでしょう。

参考①　ストレスとは？

ストレッサーとは、ストレスを引き起こす要因のことです。私たちはよく、ストレッサーは職場や家庭での出来事など、環境から引き起こされる外的な要求だと考えています。でもそれ以外にも、インフルエンザ・ウイルスのような生物学的ストレッサー、カフェインの過剰摂取のような化学的ストレッサー、根拠のない思考や妄想によって体に反応が現れる心理的ストレッサー（愛する人が危険な目に遭っているのではないかと妄想することなど）があります。ストレッサーは、人を動かし、行動を起こさせます。原始時代に形成された神経回路網を起動させ、私たちが脅威や困難に遭遇したとき、それに対処し、身を守るために必要なものなのです。問題は、まったく役に立たないストレッサーもあるということです。

◎プレッシャー・パフォーマンス曲線

「外界からの要求が増えれば、その要求に対応する生体能力も高まる」ということは、どの生命にも当てはまります。でも、これはある程度までです。程度を超えて外からの要求が増え続けると、対応する能力は追いつかず、パフォーマンス能力が落ちてしまうのです。多くの場合、急激に——。

エンドウを例にあげましょう。霜が降りるとエンドウの芽は枯れてしまうため、寒い気候のなかで育てる場合には、霜の被害に遭わないよう室内で育てます。そこで、日が当たる窓際に苗の鉢を置き、毎日苗の上の部分を手でそっとなでると、強い苗に育っていくのです。しかしこれは、エンドウは人間との触れ合いが好きで、愛情や注目をそそげば成長するとい

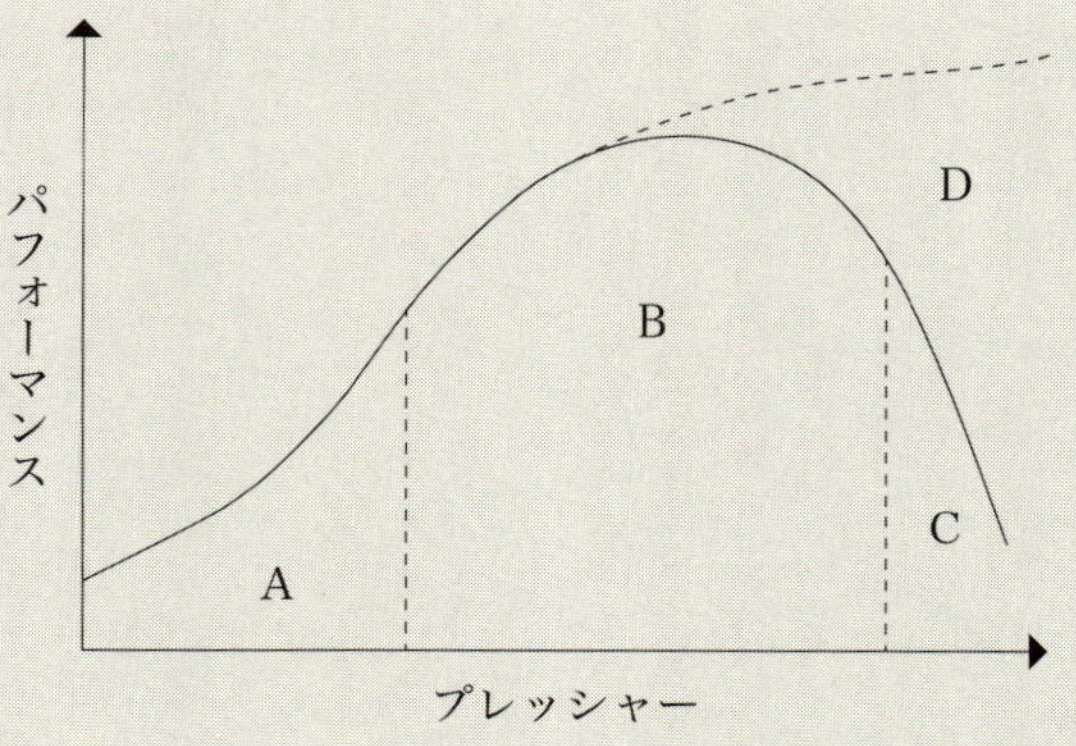

った神秘的なことではありません。そうではなく、毎日刺激を受け、その挑戦に対応することで、根を深く張り、茎が丈夫になり、より成長するということなのです。

といっても、苗に強く触れすぎたり、鉢を乱暴に扱ったりするなら、枯れてしまいます。ある程度のチャレンジやストレスは、植物にとってよいものですが、ストレスをかけすぎたり、間違ったやり方で育てたりするなら、枯れてしまうのはいうまでもありません。

人も同じです。上の「プレッシャー・パフォーマンス」の図を見てください。

◎プレッシャー

この図は、ストレッサーの強度や頻度が増えたときに起こる「プレッシャーとパフォーマンスの関係」を示しています。

Bゾーンの前半では、エンドウの例のように、プレッシャーにうまく対応できています。ジムに行くことや散歩をすることで状況に対応していますから、健全なプレッシャーになります。

プレッシャーが大きすぎることも、チャレンジが少なすぎることも、どちらも健全な状態ではありません。

Aゾーンは、健全なチャレンジを十分にしていない状態です。不活発で怠ける癖がつき、Aゾーンにとどまったままの状態ですから、心身の健康によくありません。また、仕事でチャレンジが少なく、刺激もなく、いつもつまらないと感じているなら、Aゾーンにいます。ここはあまり健全な領域ではありません。

Bゾーンは、成長している状態です。「自分が決めた要求」と「その要求への対応能力」のバランスがうまくとれています。優れたスポーツトレーナーは、選手をこのゾーンに追い込むようにし、つねに能力ぎりぎりまで巧みに取り組ませ、選手の能力を徐々に伸ばしていきます。職場でも、家族や友人といるときも、このゾーンが望ましい状態です。

ここでは「仕事」と「それに対する要求」の関係は、能力が試され、やりがいがあるものの、疲れて消耗することはありません。仕事での刺激を楽しみますが、燃え尽きることも、疲弊することもないのです。この状態にいるときは、家族や友人との関係も十分刺激があり、いきいきしています。マンネリで、鈍感で、死んだような関わり方はしません。

Cゾーンは、ストレスがかかっている状態です。仕事での要求が、自分の対応能力を超えているのです。これは三キロ以上走ったことのない人が、ハーフマラソン（約二一キロ）を走ろうとするようなものです。また、仕事でのプレッシャーが大きすぎるため、帰宅してもくつろげず、仕事が忘れられなかったり、家族や人間関係が満たされていない状態です。

Cゾーンに長くいると、睡眠に悪影響を及ぼし、健康にも弊害が生じます。筋骨格系障害、消化障害、不眠症、不安、うつだけでなく、高血圧、心臓病、がん、糖尿病など多くの病気を引き起こすのです。強いストレスにたえずさいなまれていると、体が急激に弱くなっていくのです。

このとき、マインドフルネス・トレーニングをすると大きな効果があります。ストレス状態のCゾーンに入り込んだとき、すぐに気づき、バランスのとれた状態に戻れるよう、三分間呼吸空間法やフォーマルな瞑想（座る瞑想、動きの瞑想など）をするのです。そうすると、心が落ち着き、心のなかに観察するためのスペースが広がります。それで、より賢明な行動を選択することができるのです。

Dゾーンは、妄想に陥っている状態です。うまくいっていると思い込み、自分や他人に「すべて順調だ、うまくいっている」と言いますが、実際はそうではありません。ここでは気づきが働いていません。短期的には仕事にがむしゃらに集中するものの、自分や他人、周りで何が起きているのかに気づいていないのです。Dゾーンで過ごす時間が多くなると、ほんとうに不幸に陥ってしまいます。

心のバランスを維持したり回復したりするためにストレスに対して積極的に対処するのをやめてしまうと、心理学者マリー・アスバーグ（Marie Asberg）が示したような「消耗ファンネル」（一九四ページ参照）に陥るのです。

では、日常生活のなかでどのような行動をすれば生活に喜びや楽しみを与えてくれ、ストレスに対処できるのかを考えてみましょう。たとえば、友人や家族といっしょに過ごす、音楽を聴く、映画や劇を観る、自然のなかを散歩するなどがあります。楽しみ方は、人それぞれ異なります。

Cゾーンとゾーンにいるときには、時間がないと考えて、喜びや楽しみを与えてくれる活動からだんだん離れていきます。「消耗ファンネル」の左側の活動をひとつひとつ断念していくのです。

このとき、私たちは大切なことに気づいていません。そうした活動は自分の人生を支え、

消耗ファンネル

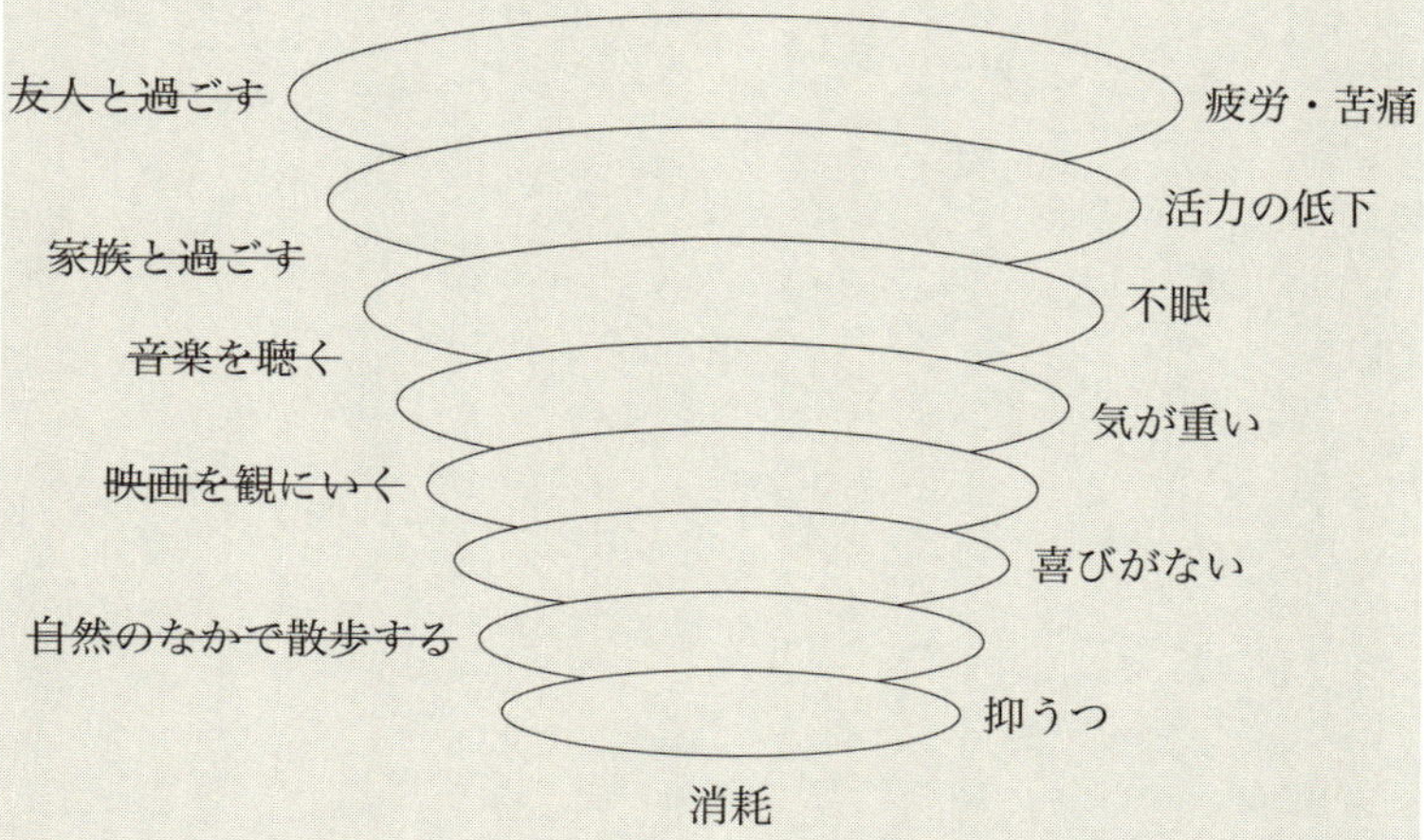

心のバランスを健全に保たせているのです。喜びや楽しみを与えてくれる活動は、してもしなくてもどちらでもいいと考えがちですが、そうではありません。それは人生において極めて重要なもので、活動をやめてしまうと「消耗ファンネル」に陥ってしまうのです。徐々に燃え尽きていき、消耗します。元気になる活動をやめてしまうと、もっている資源までもすり減らし、仕事や人間関係などのストレッサーだけが残ることになるのです。

　そこで、鍵となるのは、気持ちが下降していることに気づくことです。ものごとがたまりにたまってあまりにも多くのことを抱え込んでしまうと、ストレスを感じるのは当然です。

　でも消耗する前にストレスの兆候に気づ

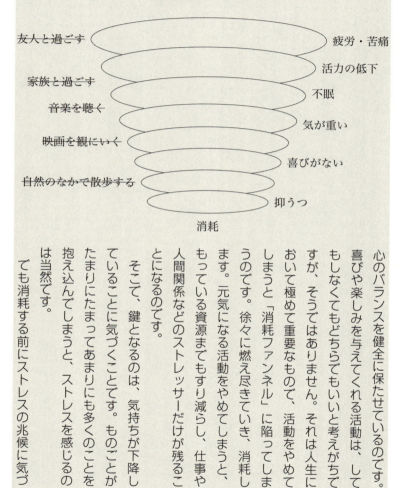

くなら、何か対応策をとることができるでしょう。たとえば、三分間呼吸空間法をおこない、その後、近くを散歩したり、友人に電話をかけたり、あたたかいお風呂に入ったりなど、「消耗ファンネル」の左側の活動をすることができるのです。このように、ストレスの兆候に気づくことによってDゾーンに陥らずにすみます。ストレスをストレスとしてそのまま理解するとき、ストレスに対して何か手を打つことができるのです。

注意の焦点を広げる

今週は、マインドフルな気づきの空間のなかで経験していることにいかにとどまれるか、ということについて述べています。とどまることによって、状況に「反応」するのではなく、上手に「対応」することができるのです。

これまでこのコースでおこなった瞑想では、注意を向ける対象として「呼吸」（呼吸のマインドフルネス瞑想）や「体の各部位の感覚」（ボディスキャン瞑想）など、やや狭い範囲に焦点を当ててきました。これから、その焦点の範囲を広げていきましょう。

今週自宅でおこなう座る瞑想は、これまでの週よりも長めに座ります。

まず「呼吸のマインドフルネス瞑想」（九一ページ参照）から始め、その姿勢のまま「呼吸と体のマインドフルネス瞑想」（一九六ページ参照）をおこない、計二〇分間、座る瞑想をします。その後、ホームワーク（1）を選んだ場合には、続けて座る瞑想をし（「音と思考のマインドフルネス瞑想」二〇一ページ参照）、計四〇分間座ります。

では、まず「呼吸と体のマインドフルネス瞑想」のやり方からご説明しましょう。この実践では、注意の焦点を「呼吸」から「体全体」に広げていきます。

実践②　呼吸と体のマインドフルネス瞑想

体のなかを出入りする呼吸に、できるだけ注意を向けましょう。息が入ると、お腹がわずかにふくらみ、息が出ると、やわらかに解放される感覚を感じてください。どのような呼吸であれ、呼吸といっしょにいましょう。

（1）その後、注意を向ける範囲を、呼吸の周りへと広げていきます。体全体に感じるさまざまな感覚に広げていくのです。体のなかをとおる息の動きに注意を向けながら、全身で呼吸しているかのように、注意を「全身の感覚」に向けていきましょう。

（２）足の裏が床に触れている感覚や床を押している感覚、体が椅子（クッション）に触れる感覚に気づくかもしれません。その感覚を、ただそのまま感じられるでしょうか。また、手や肩、顔の感覚にも気づいてください。

（３）注意を広げ、その拡大した気づきの空間のなか、あらゆる感覚と、呼吸・全身の感覚とをいっしょに感じましょう。さらに、体のなかで一瞬一瞬感覚が変化していることにも、穏やかに注意を向けてください。

（４）いつものことながら、注意はあちこちに散乱するでしょう。そうなったら、どこへそれたのかに気づいてください。言葉を使って、「考えている……」「計画している……」などと頭のなかで軽く確認してもよいでしょう。その後、注意を穏やかに、優しく、呼吸と全身の感覚に戻してください。

（５）たんたんと実践してください。瞬間瞬間、全身の感覚が変化している様子を感じ続けましょう。

（6）体に「強い感覚」を感じ、注意がその感覚にくり返し引き込まれ、呼吸や全身から離れてしまう場合には、姿勢を静かに変えてください。このとき〝動こう〟という意図」と「動くときに感じるすべての感覚」に気づきながら動いてください。

あるいは姿勢を変えるのではなく、「最も強い感覚」に注意をそっと集中させ、その感覚を詳細に観察してもよいでしょう。その感覚は、細かく見るとどのような性質ですか？　体のどの部分で感じますか？　時間とともに変化しますか？　動きますか？　いま感じている感覚を直接経験してみてください。

（7）最も強い感覚に気づきを向け、「息が出たり入ったりするときに、その感覚がどのように変化するか」ということを観察してもよいでしょう。感覚に対して緊張や警戒を強めるのではなく、心をしなやかに、オープンにしておきます。どのような感覚でも、できるだけその感覚とともにいて——受け入れ、そのままにしておきましょう。

（8）瞑想を終えるとき、最後の数分間、注意をもう一度「呼吸」に戻します。呼吸は、いつでもあるものです。心の落ち着きやバランスをもたらし、自己を受け入れ、「いま・ここ」につなぎとめてくれるアンカーなのです。

音と思考のマインドフルネス

今週の自宅練習で「ホームワーク（1）」をおこなう方は、座る瞑想を続けておこないます。まず、座って「呼吸のマインドフルネス瞑想」から始め、次に「呼吸と体のマインドフルネス瞑想」、さらに座った姿勢のまま注意の焦点を広げて、「音と思考のマインドフルネス瞑想」をおこないます。

「音と思考のマインドフルネス瞑想」では、「呼吸と体」に注意を向けることから始めます。次に、注意を「呼吸と体」から離し、オープンに広げ、あらゆる方向から聞こえてくる「音」に注意を向けます。このとき、音をただ聞こえさせ、消えさせてください。ここでは音の内容について考えません。音を、ただ経験するだけです。音の意味や内容について考えるのではなく、リズム、ピッチ、音色、どのくらい続くかなど、感じている音の様子に気づくのです。音を生じるままにさせ、消えるままにさせ、変化するままにさせてください。

しばらくしてから今度は、注意の焦点を「音」から「思考」に移します。「思考」は「音」

よりもやや扱いにくいものです。すでに皆さんはこれまでの実践で、「思考はめったに静まらない」ということに気づかれたと思います。音が生まれたり消えたりするように、心の行為――思考やイメージ、記憶、感情など――もすべて、心のなかで生まれたり消えたりしています。これまでは、注意が瞑想対象からそれたときはいつでも、それたことに気づき、どこにそれたのかを見て、注意を「呼吸」や「呼吸と体」「音」などの対象に穏やかに戻す練習をしました。ここでは新しいことをします。思考や感情などに気づいたあと瞑想対象に戻るのではなく、思考や感情が変化し、過ぎ去るままにしておくのです。心のなかで起きているどのようなことにも瞬間瞬間注意を向け、気づき続けるのです。

これは繊細な実践で、他の実践よりもとくに「うまくやろう」と考えないことが重要です。いくつか厄介な点もありますので注意してください。

一つめは、思考やイメージなど心の行為に注意を向けていると、いとも簡単にそれに巻き込まれてしまうということです。いま思考を観察していても、すぐに思考に巻き込まれ、その思考について考えていることに気づくでしょう。これは間違いでも失敗でもありませんが、巻き込まれるたびに「観察者」の視点に戻ることが大切なのです。

厄介なことの二つめは、瞑想中、変わったメカニズムが働くこともあるということです。心の行為にマインドフルに気づいていると、もともと注意を向けていた対象が消えてなくなるということです。これまで瞑想中、思考がたえずわき起こってきたかもしれませんが、いま思考に対して意識的に注意を向けようとすると、向けるべき思考がないかもしれないのです！

これはよく起こることで、問題ありません。このようなことが起きたら、「〝思考がない〟と思ったそれ自体が思考である」と穏やかに気づき、心で起きていることは何であれ、観察し続けてください。たとえあまり多くのことが起きていなくても、経験していることに気づき続けるのです。

厄介なことの三つめは、瞑想しているとき「呼吸」や「呼吸と体」など顕著な対象がなければ心はかなり揺れ動く、ということです。心が揺れ動いたときには、その状態に気づき、穏やかに、優しく、注意を呼吸に戻してください。心が落ち着いたら、注意の焦点をもう一度広げましょう。

実践③　音と思考のマインドフルネス瞑想

（1）体を出入りしている「呼吸」に、できるだけ注意を向けます。
（2）次に、注意を「体全体」の感覚に優しく移し、呼吸をしながら全身に気づきます。

（3）その後、「体全体」から「音」に注意を移します。気づきを広げ、どのような音でも、聞こえた音に対して注意を向けてください。

（4）音を探したり、特定の音を聞こうとしたりしないでください。前や後ろ、上や下、近くや遠くなど、あらゆる方向から聞こえてくる音を柔軟に受け入れましょう。大きな音、かすかな音、音と音のあいだの間《ま》、静けさにも気づいてください。

（5）できるだけ、音を、ただ音そのものとして気づいてください。聞こえた音について解釈したり、想像したり、意味づけをしたがる傾向にも気づきましょう。また、音の高さ、大きさ、リズム、長さなど音の質が変化していることにも気づいてください。

（6）しばらくしたら音から注意を離し、今度は思考、イメージ、期待、感情など心の行為に注意を広げていきます。

（7）音がたんなる心の経験にすぎなかったように、思考や感情など心の行為もたんなる心の経験にすぎません。音が生じ、しばらくとどまり、過ぎ去っていくように、思考も生じ、しばらくとどまり、過ぎ去っていくのです。

（８）思考を意図的に生じさせようとか、過ぎ去らせようとする必要はありません――ただ自然に生じさせ、過ぎ去るままにしておくのです。

（９）空の雲のように、思考は生じ、頭のなかをよぎり、過ぎ去っていきます。思考が暗く荒れているか、明るく晴れやかかにかかわらず、ただあるがままの思考に気づき、そのままにしておいてください。

（10）思考を、駅を通過する電車のように観察してもよいでしょう。その思考（電車）はあなたのものではありませんから、乗る必要はありません。思考（電車）が通り過ぎていくのを、ただ見ているだけでよいのです。

（11）思考は、小川を流れる葉っぱのようなものです。川べりに座りながら、思考（葉っぱ）が下流へと流れていくのをただ眺めてください。

（12）思考が、苦しみや楽しみなど強い感情といっしょに生じたら、できるだけ感情とその強さに気づき、そのままにしておきましょう。

(13) 注意が集中せずにあちこち散乱したり、思考や想像の渦のなかにくり返し引き込まれたりするなら、しばらくのあいだ注意を呼吸に向けてください。呼吸をアンカーにして、穏やかに注意の焦点を安定させるのです。

(14) 実践を終える前にもう一度呼吸に戻り、数分間、吸う息と吐く息を観察しましょう。

選択せずに気づく

この実践に関しては、あまり言うことはありません。することは、心と体の空間に生じるどのような現象にも、瞬間瞬間、注意を向けることです。何が生じても、現在にとどまることが目的です。思考、感情、記憶、イメージ、音、感覚、衝動など……現象が生じたときには生じるままに気づき、消えたときには消えるままに気づいて、いまの瞬間にとどまるのです。何が生じても、いまの瞬間にとどまってください。

この実践で私たちがすべきことは、心と体の現象に目覚めていることです。

実践④　選択せずに気づく瞑想

（1）まず、数分間「呼吸」を観察し、次に「呼吸と体」に注意を広げましょう。

（2）その後、呼吸に注目することから離れ、「心と体、周り」で起きていることに注意を広げていきます。できるだけ目覚め、オープンでいてください。

（3）それから、特定の対象に注目しようとする意図から離れます。そして呼吸でも、感覚でも、音でも、思考でも、感情でも、瞬間瞬間生じてくるどのような現象にも、力まずに気づき、受け入れるのです。心を開いて、目覚めていてください。何にもしがみつかず、何も探し求めないようにしましょう。

（4）心があちこちさまよう場合には、注意をいったん呼吸に戻し、落ち着かせてください。落ち着いたら、呼吸から離し、もう一度オープンな状態に広げていきましょう。

（5）鏡は、前に現れるものをそのまま映しだします。そのように、期待も執着もせず、心に生じるものにただ気づいてください。

（6）静かに座り、注意を、いま経験していること全体に向けて目覚めていましょう。

注意のレンズ

今週は、注意の焦点を一点に絞るセッションから始めて、注意の範囲を広げる練習をしています。たとえば、劇場の照明係はステージの照明を上手に調節して舞台をつくります。照らす範囲を狭めれば、ステージ全体を暗くしたままひとりの役者にスポットライトを当てることができますし、範囲を広げてステージにあふれさせれば、ステージ全体が均等に見えます。この両極のあいだでライトをさまざまに調節することにより、観客はステージ上で起きていることにある程度、集中することができるのです。

これと同じように、私たちは自分自身の「注意のレンズ」を調整して使うことができます。呼吸の感覚ひとつひとつに注意を向けて焦点を狭めることもできれば、広く拡大することもできます。音が生じたり消えたりすることに焦点を当てたりなど、さまざまな現象に焦点を向けることができるのです。

「注意のレンズ」が調整できるようになると、たいへん役に立ちます。焦点を一点に絞るなら、心は落ち着き、安定します。これによって、困難な出来事に直面したときでも「いま」にとどまることができますし、自動操縦で何かの反応に引き込まれたときにも、すぐに現在の瞬間に立ち返り、心を落ち着かせることができるのです。

また、焦点を拡大することで、広い視点につながることができます。これにより、困難な経験だけでなく、困難に対する自分の関わり方にも「気づく」ことができるのです。さらに、このとき心が回避モードから接近モードに変わるなら、困難への関わり方を「変える」ことができるでしょう。困難を広い視野から見つめることによって、委縮し、かたくなで、身がまえた私たちの心の反応に対処できるようになるのです。

注意の範囲を拡大すると、困難を広い視野から見られるようになります。心はリラックスし、オープンになり、柔軟になって、やすらぎます。たしかに経験のなかには困難もあるでしょうが、困難しかないというわけではありません。困難ではない面もあるはずです。呼吸さえしているなら、困難よりも大丈夫なところのほうが多いのです！

参考② ストレスの神経生理学

今からおよそ一万二千年前、私たちの祖先は定住農業を見いだし、それによって人々の生活は激変しました。それ以前は狩猟採集をし、集団をつくって移動生活をしていました。森やサバンナを歩き、動物をとらえたり植物を採集したりして、その日その日をなんとか生きていたのです。このような狩猟生活は、およそ二六〇万年も前に始まりました。私たちは人類が進化した長い歴史のなかの、ほんのわずか――たかだか歴史の一パーセントにも満たないあいだだけ――定住生活をしているにすぎません。人類の進化の流れから見れば、定住生活が始まってからまったく時間がたっていないのとほぼ同じなのです。

私たちの行動を管理する生物学的なハードウェアとソフトウェアの大部分が、大昔の原始的な環境のなかで形づくられました。そこで、その構造を理解するなら、それを効果的に使うことができるようになるのです。

では、過去にさかのぼって、はるか昔に形づくられた重要な神経生物学的システムを見てみましょう。このシステムは、人が「種」として生き残るために極めて重要な役割がありました。想像してみてください。たとえば森のなかで狩猟採集をしているとき、岩の後ろからクマの低いうなり声が聞こえてきたとしましょう。風はあなたの方向に吹いていますが、幸いクマはまだあなたを嗅ぎつけていません。このとき、あなたのなかで何が起こるでしょうか？

何百万年もかけて進化した神経生物学的システムが、瞬時に起動します。この危険な状態からなんとしてでも逃れ、生き残るために、即座に働きだすのです。考える必要はありません――ほぼ自動的に起動するのです。

体の「交感神経」が活発になります（二一三ページ参照）。恐怖や不安など感情に関連する脳の部位――扁桃体――が働き、アドレナリン、ノルアドレナリン、コルチゾールなど神経伝達物質やホルモンが大量に分泌されます。心身全体のシステムが即座に「戦うか、逃げるか、立ちすくむか」のモードに入るのです。クマに気づかれないよう筋肉を緊張させ、じっと息を殺します。腎臓のちょうど上の副腎からアドレナリンが放出され、筋肉や脳に血液を送り込むために心拍数や血圧が急上昇します。戦うか逃げるかの準備をし、利用可能なエネルギーをすべて動員するのです。岩の後ろにクマがいるのだから、わずかなエネルギーも無駄に使いたくありません。必要のない神経回路はすべて休止します。いまはピタゴラスの定理の公式なんて思いだす必要はありません。ただ脳の最も基本的な機能だけ――生き残るために戦うか逃げるかだけ――を働かせます。コルチゾールが大量に放出されるのです。

コルチゾールは、現在の危機的な状況に対処できるよう、活動エネルギーを確保するために免疫機能を抑制します。このとき免疫力は低下しますが、身の危険が迫っているときには風邪をひいたらどうしようといったことはまったく問題ではありません。また、コルチゾールが分泌されると、抗炎症作用が起きます。炎症は切られたり傷つけられたりしたときに体が修復しようとする働きのことですが、危機的な状況の場合には、その修復活動を一時的に休止し、そのエネルギーを戦うか逃げるかのほうにまわすのです。

そこで、無事クマから逃れることができたとしましょう。獲物を持って家族のいるテントに戻ります。このとき、もうひとつのシステムが起動します。「副交感神経」が働き始めるのです（二一四ページ参照）。副交感神経は休息型神経で、これによって交感神経の「戦うか、逃げるか、すくむか」で傷ついた心身を回復させることができるのです。

家族や友人といっしょに食べ、ほっとします。奇跡的にクマから逃げられたことを喜んで、歌ったり踊ったりします。バソプレシンが心拍数と血圧を調整します。人とのきずなや安心感を高めるオキシトシンが分泌されます。免疫グロブリンAの分泌が促進され、ナチュラルキラー細胞（NK細胞）が活性化し、免疫系が強化されます。海馬が刺激され、記憶力が向上し、新たな学習ができ、気分がよくなります。この状態では通常、出来事をネガティブではなくポジティブに経験し、これによって副交感神経がさらに刺激されるのです。

クマに襲われそうな危機的状況では「戦うか、逃げるか」の行動をしますが、危機が過ぎ去ったらストレスは自然に消えます。原始時代では、これが非常に効果的に働いていました。しかし、現代の環境においては、明らかに役に立たないのです。

たとえば、「大勢の人の前で話すことの恐怖」を例にあげましょう。一九七三年、アメリカでおこなわれた統計によると、[1]あらゆる恐怖のなかでアメリカ人が一番恐れているのは、人前で話すことだということが示されました。実際、それは死の恐怖の二倍以上であると報告されています。

想像してみてください。もしあなたに人前で話すことへの恐怖があり、その恐怖を克服しようと恐怖に向き合うことを決め、共通の関心をもつ地域のグループで自分の趣味についてプレゼンテーションをすることを決めたとしましょう。「聞きにくる人なんてほとんどいないだろう。せいぜい一〇人くらいではないか。練習にはちょうどいい」と考えています。ところが会場に到着すると、五〇人ほどが話を聞きに来ています。このとき、どうなるでしょうか？

交感神経が興奮し、戦うか、逃げるか、すくむかの準備をします。敵に存在を気づかれないよう警戒するかのように、心拍数や血圧が急上昇し、筋肉や脳に血液を送りだします。筋肉は緊張し、呼吸が浅くなります。エネルギーを無駄に使わないよう消化系が休みます。脳も機能を休止しますから、明晰に考えられません。コルチゾールが大量に放出されます。

しかし、この戦うか逃げるかのメカニズムは、何百万年も昔から受け継いでいる進化の名残であって、現代の環境には適応できません。戦うことも逃げることもできませんから、ストレス反応が有効に行動に反映されず、脳内に残ってしまうため、体にさまざまな悪影響を及ぼすのです。

よいニュースもあります。マインドフルネスのトレーニングを重ねることで、意識下で「脅威反応」が起ちあがったとき、意識上で「脅威対応」が活動するということです。

会場に到着し、聴講者の期待している顔を見ると、だんだん不安になってきます。そこで、その不安に対して意識的にマインドフルになり、それに対応するために「三分間呼吸空間法」をおこないます。これによって心が落ち着き、プレゼンテーションをする助けになるのです。お腹に注意を向けると、そわそわした感覚があります。「ああ、お腹にチョウが舞っているかのようだ。飛びまわっている……。すごい数。おい、チョウ……。わあ、めちゃくちゃドキドキしている。驚いた！」

このように、体で起きていることを別の状態に変えようとせず、観察し、そのままにしておきます。そのままにしておいても緊張はすぐになくならないでしょうが、マインドフルな好奇心をもって体の感覚に気づくなら、心は「回避モード」から「接近モード」に切り替わります。「回避モード」は注意の範囲を狭め、習慣的な反応パターンのなかで身動きをとれなくします。一方、「接近モード」は注意の範囲を広げます。これによって新しいリソースが使

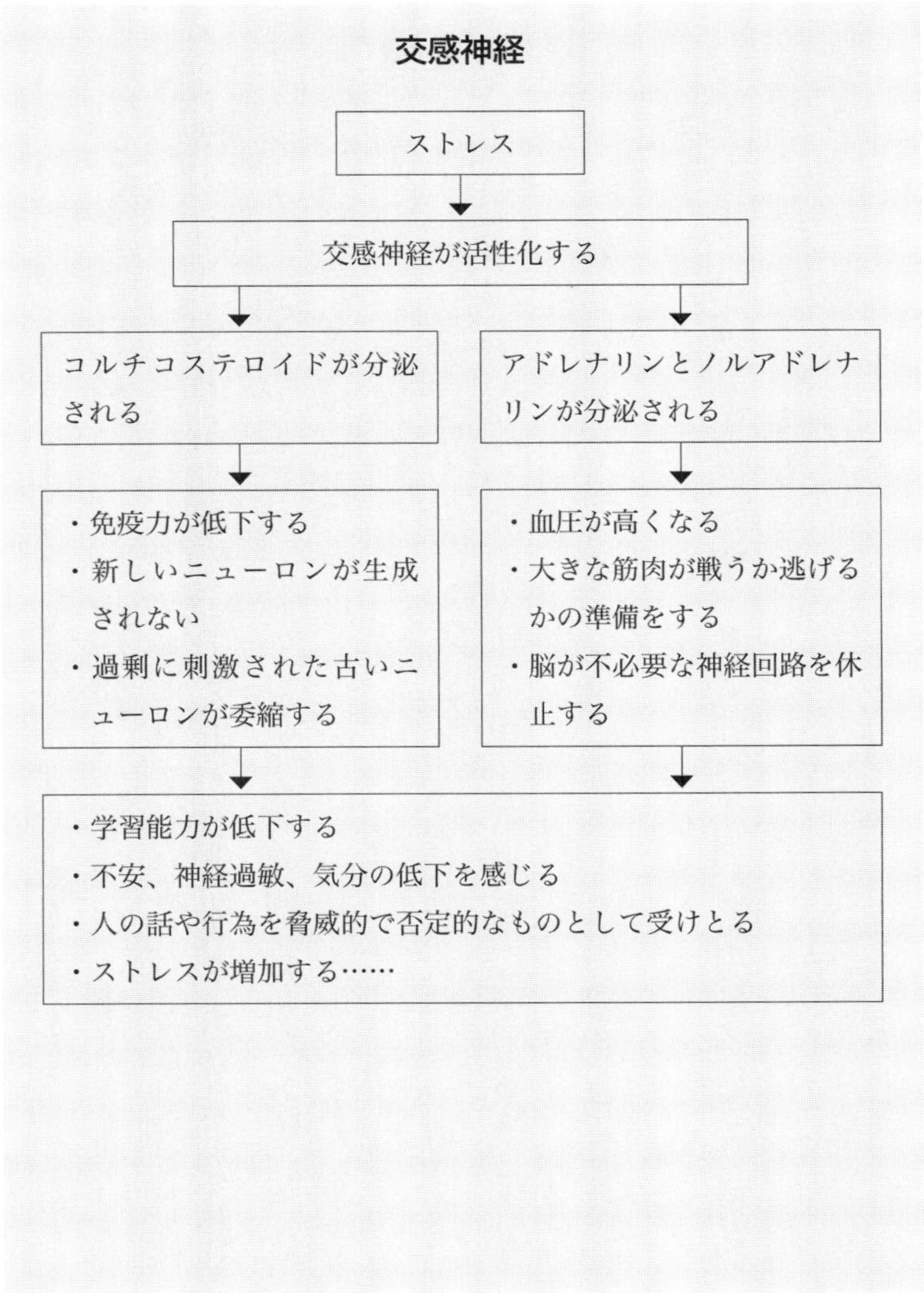
交感神経
ストレス
交感神経が活性化する
コルチコステロイドが分泌される
アドレナリンとノルアドレナリンが分泌される
・免疫力が低下する
・新しいニューロンが生成されない
・過剰に刺激された古いニューロンが委縮する
・血圧が高くなる
・大きな筋肉が戦うか逃げるかの準備をする
・脳が不必要な神経回路を休止する
・学習能力が低下する
・不安、神経過敏、気分の低下を感じる
・人の話や行為を脅威的で否定的なものとして受けとる
・ストレスが増加する……

副交感神経

マインドフルネスで、意識的に副交感神経を活性化する

↓

左前頭前野が活性化する

↓

オキシトシン／バソプレシンが分泌される

↓

免疫グロブリンＡとナチュラルキラー細胞（NK 細胞）の分泌が高まる

↓

血圧が下がる

↓

海馬が刺激されて、新しい学習ができる

↓

・前向きになり、希望、喜び、明るさ、楽しみを感じる
・自分にも他者にも、思いやりをもって行動する

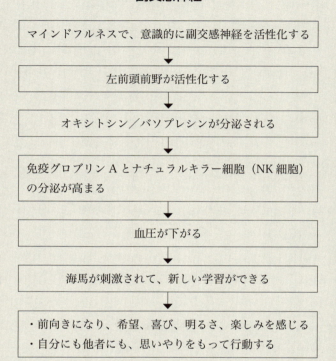

えるようになり、「まだ緊張している」とか「緊張してはいけないと考えるのではなく、緊張してもいい」などと、感じている感覚にあるがままに気づけるようになっていきます。このようにして、人前で話す力がわいてくるのです。

脅威反応は、意識下で瞬間的に起こります。そこでこのとき、ややゆっくり起こる「意識」を使うことによって、脅威反応に気づくことができます。さらに、その瞬間マインドフルになるなら、状況に対して上手に対処することができるのです。

たとえば、道路を運転中、誰かが自分の車の前に割り込んできました。脅威反応がわき起こります。心拍数が上がり、ハンドルを握る手がこわばって、肩が上がり、胃がむかっとします。そこで、このとき意識的に自分に起きていることに気づき、体と呼吸に注意を向け、数回深く呼吸をします。その後、ギュっと握っている手をゆるめ、肩の力を抜き、意識をもう一度呼吸に向けて、数回深呼吸をします。このようにすることで、より効果的に、より意識的に、ストレスに対処することができるのです。

習慣化したストレス反応は、脅威に対して瞬時に反応し、些細なことでもすぐに警戒態勢に入るようになります。

一方、定期的にマインドフルネスを実践することで、脅威に対する反応が静まっていきます。実践すればするほど、「反応」が弱くなっていき、迅速に「対応」できるようになるのです。

宿題① ホームワーク（1）

（1）今週は、「座る瞑想」を三回します。一回につき四〇分間おこないましょう。（呼吸・呼吸と体・音と思考のマインドフルネス瞑想）

（2）四〇分間座るのがむずかしいなら、「座る瞑想」を三〇分間にし、その直後か別のときに「歩く瞑想」を一〇分間おこなってください。

（3）一日少なくとも三回、「三分間呼吸空間法」をおこないましょう。思いついたときでもよいですし、毎日行く場所や日課のなかから三つ選び、それをするときに実践してもよいでしょう。（例：朝目覚めたとき、夜寝る前、いつも見るテレビ番組の前、食事の前、最初に車やバス・電車に乗ったとき、デスクに座ったときなど）

（4）さらに、不快や不安になったときはいつでも、「三分間呼吸空間法」をおこなってください。

（5）ここまでコースの半分が終わり、折り返し地点にきました。少し時間をとって次のことを問いかけてみてください。
・このコースで何を学んでいるのか？
・コースの残り半分を最大限に活かすために、次の四週間何をすべきか？

宿題② ホームワーク（2）

（1）今週は、「座る瞑想」を三回します。一回につき二〇分間おこないましょう。（呼吸・呼吸と体のマインドフルネス瞑想）
（2）二〇分間座るのがむずかしいなら、「座る瞑想」を一〇分間にし、その直後か別のときに「歩く瞑想」を一〇分間おこなってください。
（3）一日少なくとも三回、「三分間呼吸空間法」をおこないましょう。思いついたときでもよいですし、毎日行く場所や日課のなかから三つ選び、それをするときに実践してもよいでしょう。（例：朝目覚めたとき、夜寝る前、いつも見るテレビ番組の前、食事の前、最初に車やバス・電車に乗ったとき、デスクに座ったときなど）

（4）さらに、不快や不安になったときはいつでも、「三分間呼吸空間法」をおこなってください。

（5）ここまでコースの半分が終わり、折り返し地点にきました。少し時間をとって次のことを問いかけてみてください。

・このコースで何を学んでいるのか？

・コースの残り半分を最大限に活かすために、次の四週間何をすべきか？

第五週　受け入れ、そのままに

人生では、不快でいやな経験をすることはつきものです。これに選択肢はなく、避けることはできません。ものごとをどれほどうまく段取りしても、どれほど周到に準備しても、どれほど自分や親しい人にとって望ましい生活を送っていても、いやな経験は避けられないのです。でも、もし選択の余地があるのなら、いやな経験をしたときそれに対応する方法は何かあるのでしょうか？

第四週では、いやな出来事が起きたとき、嫌悪で反応するのが人の自然な傾向であること、そしてマインドフルネスを実践することで選択の範囲が広がることについて見てきました。いやな経験をしたときにマインドフルになることで、「自動的に反応」するのではなく、「マインドフルに対応」することができるようになります。「反応」から「対応」に切り替わり、心が解放されるのです。

逸話① 「いやな出来事といる」もうひとつの方法

昨今、イギリスでは空港での入国管理がますます厳しくなり、職員が不足することがよくあります。多忙なときには長蛇の列ができ、そのため旅慣れた旅行者は長く待たなくてもすむようにいろいろな工夫をしています。

サラも旅慣れた乗客でした。ドイツへの短期旅行からロンドンに戻る飛行機で、機内に持ち込める手荷物だけを持ち、予約していた前方の座席に座りました。飛行機が着陸し、扉が開くとすぐに駆けだし、入国審査まで来ると早足で歩いて他の乗客を追い抜いていきました。まずいと感じたのは、どのカウンターもすでに長蛇の列ができていて、さらには電子パスポート用の自動ゲートが使えないことです。「いつそのテクノロジーを使うの？」と文句を言いながら一番短い列を探しました。列の最後部に並び、指で腿を軽く叩きながら、じれったさをかろうじて抑えて待っていました。

しかし、一番早いと思った列は、そうではありませんでした。しばらくすると、カウンターの職員が乗客のパスポートを持って責任者に相談するために立ち去っていったのです。かわりにカウンターに座る職員はいませんでした。他の列はさらに列を増し、どの列もあまりスムーズには動いていないようです。サラはにっちもさっちもいかず、ふり向いて列の後ろの人に、「なんて役立たずなのかしら。この長い列を見て！　イギリスを訪れる人たちはどんな印象をもつでしょう」と怒りをあらわにしました。

でも、後ろの人に相手にされず、さらにいらだちしました。口をかたく結び、肩をこわばらせ、胃は締めつけられています。

そのとき、職場で受けたマインドフルネスの体験コースに参加したときのことを思いだしました。「いいわ、失うものは何もない。いま、あのマインドフルネスをやってみよう」と考え、体に注意を向けました。まず、締めつけられた胃に向けると、胃が強烈に熱くなっていることに驚きました。まるで鍋のお湯が煮え立っているかのようです。「えっ！　胃がこんなに熱くなっている」。その感覚を感じながら立って呼吸をしていると、体で起きていることにますます興味を向けている自分に気がつきました。熱さや緊張、緊張への抵抗など、複雑な感覚をじっと感じているのです。

その後、驚いたことに、状況がまるっきり変わりました。あの緊張がなくなったのです。いらだちも熱さも一気に消えました。サラは列に立って呼吸に気づきながら、信じられない気持ちでいました。静かに待ち、いま体験したことに驚いていたのです。

サラは、自分自身に注意を向けました。怒りやいらだちに注意を向けた瞬間、それがスッと消えたのです。ここで何が起きたのか、詳しく見てみましょう。

まず、入国審査で予想していなかった長蛇の列を見たサラに、怒りといらだちがわき起こりました。不快感と嫌悪感が生じたのです。でも、サラはその感覚を感じたくありませんでした。これによって、負のフィードバック・ループが回転し始めたのです。

サラは最初、自分を怒らせ、いらだたせているのは入国管理のせいだと考えました。でも、マインドフルに自分に注意を向けると、それはまったく見当違いだということに気づきました。

いらだっていたのは、自分がずっと回避モードに陥っていたからです。怒りに燃料を与えながら、いらだち、怒り続けていたのです。心が嫌悪のループにはまり込んでいることに気づかないかぎり、怒りの連鎖はおさまりません。

そこで、怒りに対して好奇心をもって注意を向け、心が回避モードから接近モードに切り替わった瞬間、嫌悪のループの燃料が尽き、状況が一転したのです。

このサラの話には、マインドフルネス・アプローチについての重要なメッセージが示されています。苦しみに縛りつけているのは、困難な出来事に対する自分の関わり方であって、出来事や、それとともに生じる不快な感情や感覚ではない、ということです。

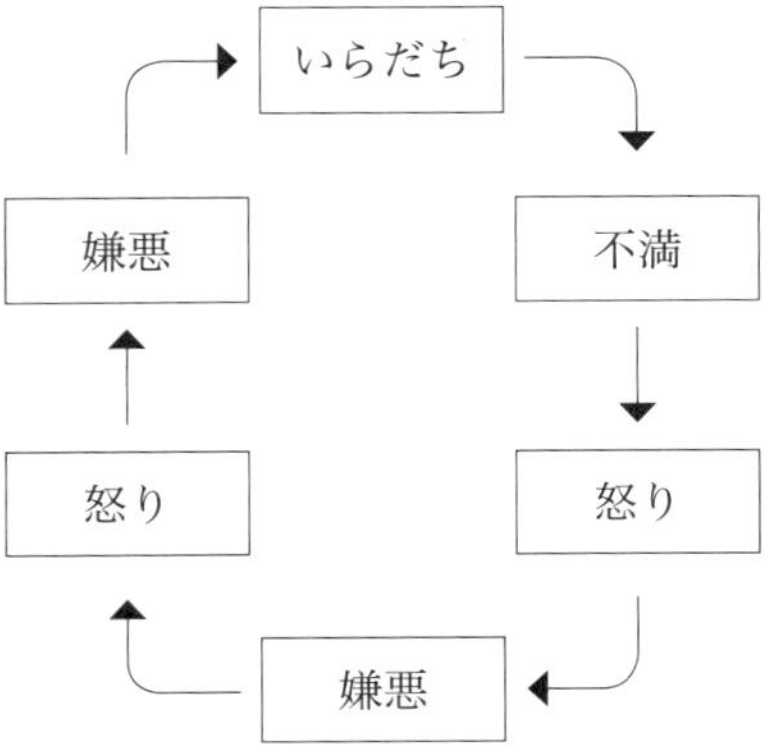

前にも見ましたように、マインドフルネスにおいて重要なのは「状況をあるがままに受け入れ、そのままにしておく」という態度です。この受容の態度は、心のもうひとつのセット——思いやり・優しさ・好奇心——といっしょに生じるのです。

今週は、この「受容の態度」をもう一歩先に進める練習をしましょう。

あるがままに受け入れる

まず、思考・感情・感覚・衝動といっしょに生じる困難や厄介な経験をそのまま受け入れられるかどうかの観察から始めましょう。いま起きている困難や厄介な経験を別のものに変えようとしたり、取り除こうとしたりするのではなく、気づき、ただ受け入れるのです。

受け入れるとは、困難な経験に負けるとか、しかたなしにあきらめるといった意味ではありません。しかたなしにあきらめるとは、起きている出来事を経験したくないけれども自分にはどうすることもできないと感じているために我慢する、という意味です。

一方、「受け入れ、そのままでいる」とは、しかたなくあきらめることとは違って、はるかに前向きな行為です。意欲的に経験することです。複雑な出来事に対して心を開き、受け入れることなのです。

受け入れるためには、練習と努力、そして意識的に関わることが必要です。反射的に嫌悪するというような、受け身的な犠牲者になることではありません。受け入れ、そのままにしておくことによって、私たちは困難にどのように対応するかを選択できるようになります。好奇心や思いやり、関心をもって、対応できるようになるのです。

気づきの空間のなか——好奇心や思いやりをもって——困難とともに静かにとどまることによって、困難に向き合うことができます。困難を受け入れ、それに対処することができるのです。

一三世紀のスーフィー教の詩人ルーミー（Rumi）による詩、「ゲストハウス」（*The Guest House*）には、困難に対して斬新で、力強い、本能とは正反対の受容の態度がすばらしく表現されています。

逸話②　ゲストハウス(1)

人は、ゲストハウスのようなもの
毎朝、新しい客が訪れる
喜び、憂うつ、卑しさ、一瞬の気づきも
予期せぬ訪問者として、やって来る
来るものすべてを歓迎し、もてなそう
たとえそれが悲しみの集団で
家の家具を荒々しく持ち去り、からっぽにしてしまっても

ひとりひとり、敬意をもってもてなそう
もしかするとその客は、新たな喜びが入ってくるよう
からっぽにしてくれたのかもしれない
来るものすべてを、立派にもてなそう

――ジャラール・ルーミー

「第四週」では、ストレッサーに「自動的に反応する」のではなく、「マインドフルに対応する」ことを学びました。「マインドフルに対応する」ためには、まず、いまあるストレッサーをあるがままに経験すること、言い換えれば、受け入れ、そのままにしておく必要があるのです。

受け入れ、そのままにしておく態度は、練習することで体系的に育てることができます。この態度が日常生活のなかでいかに役立つかということを感じとるために、次の実践①「困難とともにいる瞑想」を試してみましょう。

この実践の目的は、困難に巻き込まれて不快になることではなく、瞑想中、心を研究室として使い、困難な出来事に対して自分がいかに習慣的な反応をしているかということを明確に見、

さらには困難な出来事を受け入れ、そのままにしておくとどうなるのかを意識的に観察することです。

まず、「呼吸」にマインドフルになります。心を落ち着けて集中しましょう。次に、注意を向ける範囲を広げて「呼吸と体」に注意を移し、マインドフルになります。瞬間瞬間、体で起きていることに十分気づきましょう。

その後、「困難」とともに座ります。瞑想しているときに生じてくる困難や不快な経験をすべて受け入れ、それとともにいながら、意識的に観察するのです。困難や不快な経験に対しては、できるだけ穏やかに、優しく、好奇心をもって注意を向けるようにしてください。受け入れ、そのままにしておくのです。

この実践をしていると、「困難なときには体の感覚に注意を向けることが非常に有効である」ということがわかってくるでしょう。ただ、慢性痛など体自体が困難を引き起こしている場合には、優しく穏やかな好奇心をもって痛みの部分に注意を向けてください。それによって、痛みへの関わり方や痛みの感じ方を変えることができるのです。

また、思考や感情に困難があるときには、そこから注意を離し、そのとき生じている体の感覚に移してください。そうすることで、頭のなかでずっと回転している不安や反すうを止めることができるのです。

実践① 困難とともにいる瞑想

（1）まず「呼吸」にマインドフルになり、次に「呼吸と体」にマインドフルになります。

（2）いま経験しているさまざまな現象をサッと観察してください。どのような思考がありますか？　どのような感情、どのような感覚、どのような衝動がありますか？　それ以外に何かありますか？　経験していることを変えようとせず、穏やかに受け入れてください。いま感じているものから注意をそらしたり、別のものに変えようとしないでください。

（3）いま経験している思考や感情、感覚、衝動がどれほど困難でいやなものでも、嫌悪するのではなく、別のやり方で——受け入れ、そのままにしておくとどうなるのかを観察しましょう。

（4）困難な思考や感情が生じたときには、それとともに生じる体の感覚を観察してください。あるいは、体に不快を感じたときには、その不快感とともに生じる思考や感情、衝動を観察してください。

（5）このとき思考と体の関係が発見できるかもしれませんし、できないかもしれません。でも、それについて考えることは重要ではなく――ここでの目的は、いま生じていることに気づき、観察し、そのままにしておくことです。

（6）体に不快を感じたときには、その不快感の中心部（最も強く感じる部分）に注意を向けてください――不快感を回避するのではなく、接近するのです。

（7）ボディスキャンでおこなったように、「不快を感じる部分に息を吸い込み、そこから吐きだす」ことを想像しながら実践してもよいでしょう。

（8）不快を感じる部分から注意をそらさず、その最も強く感じる部分に注意を向けておきましょう。このとき、好奇心や思いやりをもち、受け入れ、歓迎する態度で、不快感といっしょにいてください。これは冷淡で批判的な観察ではなく、穏やかで、あたたかい、思いやりをもっておこなう観察です。

（9）思考・感情・感覚・衝動などどのような現象も、すべて受け入れましょう。どれもあなたのゲストハウスを行き来するお客さんです。あたたかい思いやりをもって丁寧にもてなしてください。

(10)「感覚」や「感覚の強さ」が変化していることに注意を向け、観察しましょう。気づきをたやさないようにしてください。

(11) 注意が少し落ち着き、体の感覚が変化していることにしばらくとどまることができたら、「受容」の態度を深めていきましょう。たとえば心のなかで「大丈夫、この感覚を感じよう。受け入れよう。心を開こう」などと自分にとって役立ちそうな言葉をかけるのです。不快感が生じても、警戒したり緊張したりしないでください。そうではなく、柔軟な姿勢で受け入れるのです。息を吐きながら心のなかで「柔軟になろう」「心を開こう」とくり返し語りかけてもよいでしょう。

(12) ただ、「大丈夫、この感覚といられる」とか「受け入れよう」などと語りかけたとしても、これは不快感を「完全に受け入れている、うまくいっている」という意味にはなりません。実践では、うまくいっているふりはしません。瞬間瞬間、起きている状況をあるがままに受け入れ、そのままにしておくことがポイントなのです。心のなかでこう言ってもよいでしょう。「〝不快感はいやだ〟と思うのもＯＫだ。実際いま不快感を感じている。その感覚を受け入れよう」

⒀いま経験している感覚や感情を好きになる必要はありません。この実践は、実際に経験していることと、ただいっしょにいることです。経験を受け入れ、そのままにしておきましょう。

⒁体の不快感は必ずしも困難な感情といっしょに生じるわけではありません。もし、瞑想をしているときに困難な感情が生じなければ、それはそれでよいことです。その場合、そのとき感じている体の感覚——とくに不快感——といるようにしてください。

次に、日常生活のなかでも「困難といる」練習を試してみましょう。一日を過ごしながら、くり返し引きつけられる現象（思考、感情、身体感覚、衝動）に対して穏やかな優しい好奇心を向けるとどうなるのかを見いだすのです。

少し時間をとって、「いま心や体で何が起きているのか」に気づいてみましょう。このとき、起きている現象に対して、「受け入れたくない」という反応に気づくかもしれません。人は誰でも自分の好みの経験には執着し、いやな経験には恐怖や不満、緊張、委縮、不快を感じて追い払おうとするものです。

そこで、どのような経験でも、追い払ったり、別のものに変えようとしたりするのではなく、心の空間を広げて受け入れ、そのままにしておけるかどうかを観察してみてください。そうすることによって、いまあるものに気づき、それとともにいられるのです。

いま経験していることを別の状態に変えようとしないことが、心をリラックスさせる一番簡単な方法です[2]。ここでの「受け入れる」とは、好きなことに執着し、嫌いなことを取り除くことではありません。いまある感情を、別の状態に変えることではないのです。これは「回避」になります。

ここでの目的は、「気づきの空間のなかで、不快感をやわらげていく」ことです。ストレスの根底にずっと流れている不快感に対して嫌悪で関わるのをやわらげ、心を開くことです。このとき、感情や感覚が変化することもあれば、変化しないこともあるでしょう。重要なのは、「不快感に対する自分の関わり方」を変えることです。関わり方しだいで、すべてが変わっていくのです。

これまで見てきましたように、「受け入れる」とは、しかたなくあきらめることではありません。また、慣れ親しんできた役に立たないやり方で自動的に反応することでもありません。困難や不快感にしっかり気づき、上手に対応することなのです。

自分を大切にする

「受容のアプローチ」で最も大切なのは、優しい思いやりのある態度で、経験していることとともにいることです。

「第二週」では、「どのような経験に対しても、優しい思いやりの〝態度〟で、〝注意〟を向けようという〝意図〟をもち、本コースのすべての実践を試みる」ということ、また「実践しているときには〝態度〟〝注意〟〝意図〟という三つのポイントを、いかに忘れたり思いだしたりしているか」ということについて述べました。

実践中は、優しい思いやりの〝態度〟を何度も何度も忘れたり思いだしたりするものです。忘れたときに思いだすことで、経験に対して優しい思いやりを向ける能力が、少しずつ育っていくのです。

逸話③　嫌悪との関わり方

私の友人であり同僚でもあるMBCT開発者のひとりジョン・ティーズデールは、以前、「執着と嫌悪がいかに苦しみやストレスを引き起こすか」というテーマで講演をしました。その準備をしていた前の晩のことです[3]。

ティーズデールは、「経験そのものは問題ではない。経験に対して自分がどう関わるかが問題である。大事なのは、経験をそのままにしておくことだ」という内容について講演する予定でした。その前の晩、頭のなかは思考でいっぱいで眠れませんでした。落ち着かず、いらだち、目がすっかり冴えていたのです。このとき彼の即座の反応は、「冗談じゃない、いつまでも起きている場合じゃない。早く眠らなければ」でした。

ここで何がわかるでしょうか？　ティーズデールは講演で話す内容――「問題は経験そのものではなく、経験に対する自分の〝関わり方〟である」ということにずっと集中していたにもかかわらず、そのときとったとっさの反応は、「眠れない不快感をなんとかしたい」だったのです。

ただ幸い、彼が考えていたのは「執着や嫌悪と苦しみとの関係」についてだったため、その状態は長く続きませんでした。「ああ、いま嫌悪の反応をしている――問題は眠れないことではなく、眠らなければならないという私の思考だ。この思考が苦しみを引き起こしている」と気づくのに時間はかからなかったのです。

ティーズデールはそのとき経験していることを細かく観察しました。眠れないことへのいらだちと、眠らなければならないというあせりを明確に感じ、それが不快感を引き起こし、皮肉なことに眠れずにいるということを観察したのです。また、「いらだちを静めて早く眠らなければ」という思いをよく理解し、自然に受け流していきました。このように、思いやりをもって、意図的に眠れない状態に意識を向けたとき、数分で眠りについていったのです。

このちょっとした話からもわかると思いますが、もし思考がぐるぐる回転して止まらないようなら、そのときはその困難に気づき、受け入れるよう、「視点をつくる」ことができます。その視点が、「困難を変容するために絶対欠かせない重要な要素」になるのです。

実践② 三分間呼吸空間法で困難に対処する

思考や感情、体の感覚に悩まされたときには、「三分間呼吸空間法」を使って対処することができます。

（1）「第三週」で説明しましたように、背筋をまっすぐに伸ばし、凛とした姿勢で、呼吸空間法を始めます。いま感じていることに注意を向けましょう。呼吸空間法を使って困難に対処するときには、どんな困難であれ、生じている経験に注意を向け、受け入れ、確認します。経験していることを言葉で確認してもよいでしょう。たとえば心のなかで「怒りが生じている……」「自己批判している……」「痛み……」というように。このように、シンプルな言葉で確認することは、経験を受け入れるための重要な最初のステップなのです。

（2）次に、注意を穏やかに呼吸に向けましょう。入ってくるひと息ひと息、出ていくひと息ひと息を、できるだけしっかりと感じてください。このように呼吸をアンカーにすることで、注意を現在に引き戻し、気づきと静けさに戻ることができるのです。ここでは、呼吸空間法を困難から逃げるための回避の手段として使うのではありません。注意の焦点を優しく研ぎ澄まし、静かで思いやりのある気づきの能力を高めるために使うのです。

（3）最後に、気づきを呼吸からその周りへ、そして体全体まで広げていきましょう。気づきに満ちた空間を感じ、全身で呼吸していることを感じてください。不快や緊張、抵抗を感じたときには、その感覚に気づきを向けて呼吸しましょう。その感覚に息を吸い込み、吐きながらその感覚を受け入れ、やわらげ、心を開いていきます。このとき、自分にこう言ってもよいでしょう。「どんな感覚も感じて大丈夫」とか、「大丈夫だと無理に思わなくてもOKだ」などと。このように、経験している感覚をただそのまま受け入れるのです。

自分の内と周りに気づきを広げることで、私たちは気づきの空間のなかにあらゆる感覚をとどめることができます。そして、この広げた気づきを、次の瞬間へと続けていくのです。

そこで、困難な思考や感情、感覚が生じたときには、このように気づきを広げ、そのなかで困難をあるがままにとどめるようにしてください。困難と闘うのではなく、困難を受け入れ、そのままにしておくのです。

困難に対処するときには、呼吸空間法がとても役に立ちます。自動操縦の状態から離れ、「いま・ここ」に立ち返り、内なる知恵と再びつながることができるのです。

宿題①　ホームワーク（1）

（1）今週、「困難とともにいる瞑想」を一、二回おこなってください。一回につき三〇分間、実践しましょう。

（2）定期的な実践として、「座る瞑想」（呼吸・呼吸と体・音と思考のマインドフルネス瞑想）を四〇分間おこないましょう。時間を測る場合、スマートフォンをお持ちの方は「瞑想アプリ」を利用してもよいでしょう。私は個人的に「Insight《インサイト》 Timer《タイマー》」を使っています。

（3）毎日三回、「三分間呼吸空間法」をおこないましょう。思いついたときでもよいですし、毎日行く場所や日課のなかから三つ選び、それをするときに実践してもよいでしょう。（例：朝目覚めたとき、夜寝る前、毎日定期的に見るテレビ番組の前、食事の前、最初に車やバス・電車に乗ったとき、デスクに座ったときなど）

（4）ストレスを感じていることに気づいたときはいつでも、「三分間呼吸空間法」で対処してください。自分と状況に対してマインドフルになり、思いやりをもって対応する方法を見いだしましょう。

（5）「反応」した瞬間、それに気づきを向けてください。そして気づきを広げ、創造力をもって「対応」するために、どのような選択ができるのかを探りましょう。困難に対応するために、気づきの空間を広げる練習をするのです。呼吸を使えば、即座に「いま」に戻ることができるでしょう。このことを観察してみてください。

（6）困難を優しく受け入れると、どのように感じるでしょうか？

宿題② ホームワーク（2）

（1）今週、「困難とともにいる瞑想」を一、二回おこなってください。一回につき二〇分間、実践しましょう。

（2）定期的な実践として、「座る瞑想」（呼吸・呼吸と体のマインドフルネス瞑想）を二〇分間おこなうか、取り組みたい瞑想を一〇分間ずつ組み合わせておこないましょう。時間を測る場合、スマートフォンをお持ちの方は「瞑想アプリ」を利用してもよいでしょう。私は個人的に「Insight《インサイト》 Timer《タイマー》」を使っています。

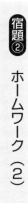

（3）毎日三回、「三分間呼吸空間法」をおこないましょう。思いついたときでもよいですし、毎日行く場所や日課のなかから三つ選び、それをするときに実践してもよいでしょう。（例：朝目覚めたとき、夜寝る前、毎日定期的に見るテレビ番組の前、食事の前、最初に車やバス・電車に乗ったとき、デスクに座ったときなど）

（4）ストレスを感じていることに気づいたときはいつでも、「三分間呼吸空間法」で対処してください。自分と状況に対してマインドフルになり、思いやりをもって対応する方法を見いだしましょう。

（5）「反応」した瞬間、それに気づきを向けてください。そして気づきを広げ、創造力をもって「対応」するために、どのような選択ができるのかを探りましょう。困難に対応するために、気づきの空間を広げる練習をするのです。呼吸を使えば、即座に「いま」に戻ることができるでしょう。このことを観察してみてください。

（6）困難を優しく受け入れると、どのように感じるでしょうか？

第六週　思考と感情は心の現象

意味づけ

思考は、私たちの感じ方や行動に強く影響を与えています。これまで瞑想してすでに気づかれたと思いますが、思考がひとたび作動したら、自動的に回転していきます。瞑想中、思考に注意を向けてみると、頭のなかで思考やイメージがひっきりなしに生じては消えていることが観察できるでしょう。

そこで、思考が生じるたびに「意識的に思考から離れ、呼吸に注意を向けて〝いま〟に戻る」ことをくり返します。そうすることで、思考から距離をおく能力が少しずつ身についていくのです。離れたのはほんの少しかもしれませんが、それでもそのぶん、思考を客観的に見られるようになっています。それで、「思考は心の現象にすぎない」ということを理解し始めるのです。

思考は、現実でも、事実でも、「私」でもありません。ただの思考にすぎません。これがわかると、「ものごとには自分の考えとは別の見方がある」と見られるようになり、役に立たない思考パターンの支配から解き放たれるのです。

心の表層にたびたび浮かんでくる思考やイメージは、心の深層で起きていることの兆候を表している場合もあります。そうした兆候をとらえ、さまざまな視点から観察するなら、習慣的に働いていている役に立たない自動思考が理解でき、それを引き起こすプロセスに気づいて、変容させることができるのです。

次の短いシナリオを読んでください[1]。

（1）ジョンは学校へ行く途中だった。
（2）算数の授業のことを心配していた。
（3）今日はクラスをまとめる自信がなかった。
（4）それは学校の用務員の仕事ではなかった。

頭のなかで何が起きたでしょうか？　文を読み進めるにつれ、ひとつひとつの情報から、自分なりのイメージをつくりあげていったことに気づくでしょう。

（1）「ジョンは学校へ行く途中だった」――カバンを持った男の子が楽しそうにスキップしながら学校へ行く様子を思い描いたかもしれません。

（2）「算数の授業のことを心配していた」――あれ？　イメージが変わります。ひたいに小さなしわを寄せて不安そうにしているジョンの姿が頭に浮かび、こちらも心配になるかもしれません。

（3）「今日はクラスをうまくまとめる自信がなかった」――おっと！　ジョンは教師です。おそらく新米教師が思い浮かぶでしょう。まだそれほど慣れていないのだから、どことなく不安そうです。

（4）「それは学校の用務員の仕事ではなかった」――そうなのか！　シナリオのオチがわかり、くすっと笑うかもしれません。

ここでとくに興味深いのは、私たちはシナリオを読んでいるとき、自分の思考にあまり気づいていないということです。読み進めながら、自動的に意味づけをし、自分なりの解釈をしています。誰もが解釈をしながら生きているのです。しかしこれは、解釈や意味づけが間違っているということではありません。ただ、問題を引き起こす場合もあるということです。

私たちは小さな情報のかけらから、自分なりの意味をつくりだしています。つくる意味は、必ずといってよいほど事実からかけ離れています。先ほどのシナリオを読み進めたときのように、新しい情報が現れるにつれ、頭のなかで出来事へのイメージを次々にアップデートしているのです。でも、このことに気づくまでは、自分が意味づけや解釈をしているという事実にあまり気づきません。それどころか、「状況を正しく見ている」と勘違いしているのです。

そこで、マインドフルネスのトレーニングをすることで、この自動的に働いている意味づけや思考に大きな変化をもたらすことができます。これまで瞑想しているとき、皆さんはどのようなことを観察していたでしょうか。たとえば「呼吸のマインドフルネス瞑想」をしているとしましょう。呼吸を観察しています ↓ 何かを考え始め、知らぬまにその思考に耽ります ↓ しばらくして思考していることに気づきます ↓ 思考をやめて、注意を呼吸に戻し、呼吸を観察します。

定期的に自宅練習をしているなら、コースのこの段階までには何百回、いや何千回もこのプロセス――思考に気づき、思考をやめて呼吸に戻ること――をくり返していることがわかるでしょう。一息……、二息……、三息……、何か考えが浮かび、それに気づく……。思考をやめて……呼吸に戻る……これを何度もくり返すのです。

このプロセスをくり返し練習することで、考え始めたら「考えている」と気づくことが身についていきます。これは日常的なスキルではありません。多くの人はほぼ四六時中、何をしているのか気づかずに行動し、考えていることに気づかずに考えています。それはそれでＯＫで、たいていうまくいっているものです。ただ、問題が起こる場合もあるのです。

気分と感情が思考を色づける

次の二つの短いシナリオについて考えてみましょう。(2) まずシナリオ①を読み、その状況を自分に当てはめて想像するとどのような思考や感情がわいてくるでしょうか、少し観察してください。次に、シナリオ②を読みます。これにオチはありません。正しいとか間違っているといった答えもありません。両方を読み、できるだけ正直に考えてください。

シナリオ①

あなたは、仕事で同僚Aと喧嘩して落ち込んでいる。そのすぐ後、別の同僚Bが「時間がない」と言いながら、急いでそばを通りすぎていった。

どのようなことが思い浮かびますか？　何を感じますか？　シナリオ②を読み進める前に少し考えてください。

シナリオ②

あなたは、よい仕事をして褒められたので喜びを感じている。そのすぐ後、同僚Bが「時間がない」と言いながら、急いでそばを通りすぎていった。

どのようなことが思い浮かびますか？　何を感じますか？　次を読み進める前に少し考えてください。

ディスカッション

この二つのシナリオを読んだとき、反応は皆それぞれです。これをクラスでおこなうと、どのクラスにも二つのシナリオに対して同じ反応をする人が数人はいるものの、たいていこのように言います。

「シナリオ①では、私がAと喧嘩したことを知ったBは、Aの肩をもっている。私はBに対して少し腹が立ち、がっかりした。シナリオ②では、Bはきっと重要な会議に行く途中で急いでいたのだろう、まにあうとよいのだが、と思った」と。

また、このように言う人もいます。「シナリオ①では、Bがなぜ私を無視したのかわからない。ここではお互い相手のことを気にしないのだろうかと思い、少しさみしい気分になった。シナリオ②では、Bはきっと私に嫉妬しているのだろうと思ったが、そんなものだとも感じた」

出来事に対する自分の見方や反応は、その出来事をどのように解釈するかによって形づくられます。落ち込んでいるときには、ある角度だけからしか出来事が見えません。うきうきしているときも、あわてているときも、それぞれの角度だけからしか見えません。どちらにしても、出来事について自分が解釈したように見ているのです。この解釈のプロセスは、自動的に起こります。私たちは自分の見方でしか見られないようにはめられているのです。

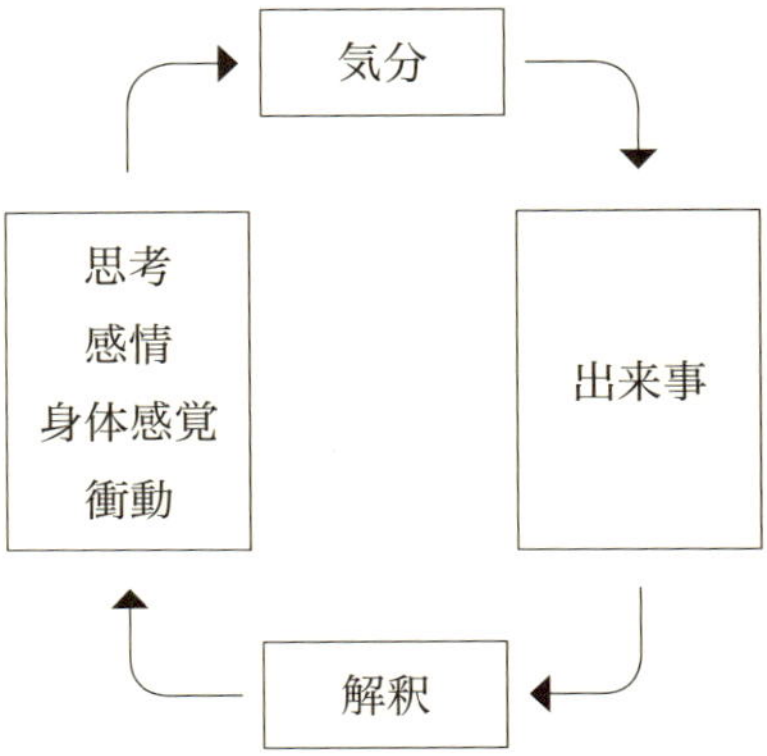

では、この二つのシナリオから実際にわかることは何でしょうか？「Bが〝時間がない〟と言いながらあなたのそばを通りすぎていった」ということだけです。でも、解釈を入れずに起きた事実にとどまれる人はほとんどいません。誰でも何か解釈を入れています。さらに解釈しているときは、解釈していることに気づかないことが多いのです。

上の図は、通常、心がどのように働くかを示しています。「気分」は、起きた「出来事」を「解釈」して色づけます。その「解釈」から、さまざまな「思考・感情・身体感覚・衝動」が生じ、それがまた新たに「気分」を色づけるのです。

「解釈」とは、実際に起きた「出来事」に対して自分が加えたもの——事実以上のことを付け足したもの——です。私たちはいつでも世の中を大なり小なり自分の色眼鏡をとおして見ています。それが、思考や感情を次々に生みだしているのです。

また、「思考」は「気分」に強く影響を受けています。落ち込んだ気分のときには、落ち込んだ思考をし、穏やかな気分のときには、穏やかな思考をする傾向があります。気分が思考を形づくり、思考が感情を強固にし、このようにして「偏見（bias）」が形成されるのです。

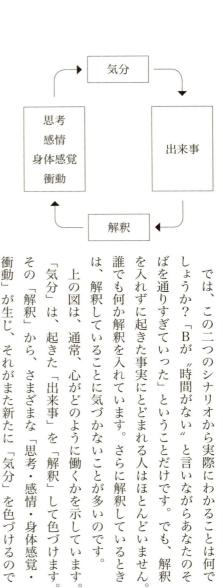

理解①　「雑念」と「気づき」

「雑念」とは「念（気づき）」とともに、古くから仏教心理学の伝統のなかで使われてきた言葉です。ごくわずかな情報のなかから自分なりの意味づけをし、詳細なシナリオをつくりだす心の癖のことです。

たとえばあなたが部屋に入ったとき、なかにいた人が皆いっせいに黙り込んでしまったとしましょう。それがきっかけとなり、雑念が次々にわき起こってきます。どうして黙り込んでしまったのかを解釈する複雑なシナリオをつくりだすのです。「嫌われているのか。きっと自分のことを話していたにちがいない。そう、昨日あのときのこと……、それから……、でも……あのようにすべきではなかった……、だからこれからは……」というように。

でも、もしかすると部屋にいる人がいっせいに黙ってしまったのは、ただ会話が途切れただけかもしれません。雑念は、たいていたんなる自分勝手な作り話にすぎません。この例の場合、部屋に入ったときに何が起きたのかがわからない、という不快感から始まった「心の解釈のプロセス」です。解釈は、ほんの瞬間的な出来事に反応して、頭のなかでどんどん膨らんでいきます。したがって、このような解釈のプロセスは、いま実際に起きているシンプルな事実とはほとんど関係がないのです。

そこで、この複雑な解釈のプロセスから出て、現在の事実にとどまるためには、「いま・ここの身体感覚に意識を向ける」ことが役立ちます。部屋に入ったとたん、皆が話をやめて黙り込んだというのは、たしかに不快なことでしょう。このとき、体のどこで不快を感じますか？　その不快感は、時間とともに動いたり変化したりしますか？　体にどのくらい広がりを感じるでしょうか？

このときその不快感に「注意を向ける」なら、不快感についてあれこれ考えたり、解釈したり、正当化したりするなど根拠のない思考にとび乗らずに、いまこの瞬間、実際に経験している不快感にとどまることができるのです。いま実際にあるのは、ただ「不快という感覚」にすぎません——その感覚で、ストップするのです。

このとき、マインドフルネスのトレーニングがとても役に立ちます。もし定期的に瞑想しているなら、不快感や雑念に気づいたとき、選択肢が広がるでしょう。雑念がわいていることを確認し、そのうえで別の対象に注意を移すという選択ができるのです。雑念を強めるのではなく、たとえば呼吸をアンカーにして、しばらく呼吸に注意を向けてから、体に気づくこともできます。これによって、「いま・ここ」という現実に戻ることができるのです。

「思考はただの思考にすぎず、絶対的な事実ではない」ということができると——私たちは思考からほんとうに解放されるのです。

理解②　思考の支配力から自由になる

本書の「はじめに」では、ＭＢＣＴ（マインドフルネス認知療法）の開発者らがＭＢＳＲ（マインドフルネスストレス低減法）の開発者ジョン・カバットジン博士の著書『マインドフルネスストレス低減法』のある内容に衝撃を受けたことをきっかけに、ＭＢＳＲを土台にしてＭＢＣＴを開発したことについてふれました。この部分は非常に重要であり、今週のテーマにも関連しますので、ここでご紹介しましょう。[3]

自分の思いがたんなる思いにすぎないということ、そして、それは〝あなた自身〟でもなければ〝現実〟でもない、ということがわかると、とても解放された感じになるはずです。たとえば、あなたが、「今日はこれだけのことをしなければならない」という思いにとりつかれているとします。あなたは、それがただの思いこみだということに気づかず、それが〝正しいこと〟のように行動してしまいます。つまり、今日すべてをやらなければならないと心から信じると、それがその瞬間の現実になってしまうのです。

ＭＢＳＲコースに参加したピーターの話です。

心臓発作を経験したあと、次の発作を防ごうとしてストレス・クリニックにやって来た患者です。彼はある晩、十時ごろにライトで照らしながら道で洗車を始めました。ところが、突然彼は、「何も今やらなければならないわけではないじゃないか」と気がついたのです。自分がこうしなければと思ったことすべてをその日のうちに片づけようとしたら、夜十時に洗車をすることになってしまったわけです。彼は自分がしていることに気がつき、〝今日やらなければならない〟と確信していることに対して、今までなんの疑問も感じなかったということ、そしてそれは夢中になって信じこんでいたためだったということがわかったのです。

もしあなたも同じような行動をとっているなら、ピーターのように理由もわからずに、つもりつもった緊張感や不安感にさいなまれていることでしょう。瞑想中に、あれもこれも今日中に片づけなければならない、といった思いがわいてきたら、それは単なる思いこみとして扱うようにしてください。さもないと、意識するよりも早く立ちあがって、さっさと実行してしまうかもしれません。

また、こんな思いがわいてきたら、一歩下がって、よく観察してみるのも一つの方法です。そうするとものごとの優先順位が見えてきて、本当に必要なことだけを選びだすことも、今日はどのへんでやめておけばいいかということもわかってくるはずです。

思いを、単なる思いにすぎないと認識する、という単純なことによって、あなたはゆがめられた現実から解放され、自分の人生をよりはっきりと見つめ、管理できるようになります。

このように、瞑想を行うことによって、心の中の思いの支配力から抜けだすことができるのです。毎日、一定の時間を何もしない状態で、呼吸の流れや心と体の動きだけを観察してすごしていると、落ちつきと集中力が養われます。心が安定し、思いに左右されないようになると、集中したり落ちつかせたりする心の能力が強化されます。思いは単なる思いにすぎないと認識するたびに、あなたの注意集中力は高まっていくのです。その思いを手放し、呼吸と自分の体の感覚に注意を戻すたびに、あなたの集中力は強くなっていくのです。そして、〝好ましい自分〟ではなく、本当の〝ありのままの自分〟を、もっと深く理解し、受け入れることができるようになるのです。

これが知恵であり、思いやりの表れなのです。

逸話① クッキー泥棒

作家のヴァレリー・コックス（Valerie Cox）は、ある晩、空港で長い時間フライトを待っている女性についてこのように描いています。[4]

飛行機が出るまで、あと数時間。売店で本とクッキーを買い、椅子に座って本を開き、夢中になって読み始めました。ふと気がつくと、となりに座っている男性が、二人のあいだに置いてあった袋からクッキーをつまんでいます。女性は騒ぎを起こしたくなかったから見て見ぬふりをし、クッキーをかじりながら本を読み続けました。でもこの男性、一枚や二枚ではなく、どんどんつまんで食べています。知らんぷりしていたものの、だんだん腹が立ってきました。クッキーはとうとうあと一枚。男性は最後のクッキーを手にとり、微笑みながら二つに割り、その半分を女性のほうへ、残り半分を自分の口に入れました。女性は心のなかで、「ああ、なんてあつかましいやつ」と腹が立ち、口から出そうになりましたが、ちょうど出発便が呼ばれたので、荷物をまとめてゲートに向かいました。クッキー泥棒のことはふり返らず、その場から去っていったのです。

いらだちながら飛行機に乗り、離陸してまもなく、本の続きを読もうとかばんの中をまさぐると、そこにはあけていないクッキーの袋が――。彼女はハッとしました。「クッキーがここにあるなら……あのとき食べたクッキーはあの男性のもの。それを私に分けてくれたんだ……」

あつかましいクッキー泥棒は自分だった、と気づいたときには、もう手遅れでした。

思考を観察する

本コースのこの段階までには、「心のなかでは思考だけでなく、たくさんの出来事が起きている」ということがおわかりになったと思います。私たちは感覚や感情について「考える」のではなく、「気づく」ことができます。「意識的に経験する」ことができるのです。そして、経験すると、心はほんの数秒間だけでも「何も考えない」ところまで静まることもあるのです。でも、この「何も考えない」という状態は、私たちがふだん経験していることではありません。私たちはほとんどの時間、あれこれ考えながら過ごしています。この癖が深く染みついているため、瞑想中、何も考える必要がないにもかかわらず、しょっちゅう思考が割り込んできて注意をさらっていくのです。

瞑想指導者ジョセフ・ゴールドステイン（Joseph Goldstein）は、電車の比喩を使ってこのように説明しています。(5)

電車（思考）に乗ったことに気づかず、どこへ行くかもわからないまま、電車（思考）にとび乗ることがある。しばらくして、ずっと考えごとをしていたことにハッと気づき、現実に戻り、電車から降りる。そのときには、とび乗ったときとは心の状態がまったく違っているだろう。

瞑想は、思考することではありません。観察することです。瞑想中、静かに思考を観察することで、ものごとに対する「新しい見方」が生まれてきます。思考が生じても、それと闘ったり、抑圧したり、判断したりする必要はありません。そうではなく、思考にただ気づき、思考を追いかけないようにするだけでよいのです。

では、少し時間をとって、頭のなかに生まれたり消えたりする思考を眺めてみましょう。映画館の客席に座って、空《から》のスクリーンを見ていると想像してもよいでしょう。ただ座って待ち、思考が生まれてくる様子を観察するのです。思考が次々にわき起こってくるかもしれません。

ところで、この次々にわき起こってくる思考とは何でしょうか？　私たちの頭のなかでいったい何が起きているのでしょうか？　思考はどこから来るのでしょうか？　どこへ行くのでしようか？

思考は、手品のようなものです。夢中になって手品を見ているときには、対象が本物のように見えますが、よく観察するとタネが見え、本物ではないことがわかります。思考もこれと同じです。ただ、手品と違って思考の場合は、ほんの一瞬でも非常に強力です。「こうしろ、あれを言え、忘れてはいけない、計画しろ、もっとやれ、判断しろ」というように心を支配します。思考は、私たちをせわしなく駆り立てるのです。

自分がものごとをどのように見ているのかによって思考が決まり、さらに、その思考は生き方に大きく影響を及ぼします。もし、思考のプロセスを見、思考が生まれて消える様子を観察するなら、どのような内容の思考が生まれるのかはそれほど重要ではなくなります。内容ではなく、次々に変わっていく映像のように、思考が次々に過ぎていくのをあるがままに観察するのです。

そこで、瞑想中、思考が生まれたことに気づいたら、その思考についてできるだけ判断も反応もしないようにしてください。ただ気づき、過ぎ去らせるのです。これを何度もくり返してください。もし一〇〇回思考にそれてしまったら、一〇〇回思考を過ぎ去らせればよいのです。思考がほんの数回しか生じないときもあれば、大混乱の渦に巻き込まれたかのように生じるときもあるでしょう。どのようなときでも重要なのは、いまここで実際に起きている思考を、たんなる思考として、そのまま観察することだけです。思考は現実ではなく、ただの現象にすぎないのです。

参考① なぜ、シマウマは潰瘍にならないのか？

一九九四年、スタンフォード大学生物学者のロバート・サポルスキー（Robert Sapolsky）は、著書 *Why Zebras Don't Get Ulcers*（なぜシマウマは潰瘍にならないのか？）で、自然において人と動物はどのように異なるストレッサーを経験するか、という調査をしました。サポルスキーがこの本を書いたのは、「消化性潰瘍は、ストレスまたはコーヒーや香辛料のきいた食品の摂取が主な原因ではなく、その約六〇パーセントが実はかなり簡単に治療できる細菌感染が原因で起こる」ことが広く知られる前のことです。サポルスキーが投げかけた「なぜ、シマウマや動物は人間のようにストレスがないのか？」という問いは、現在でも重要な課題となっています。この問いを、マインドフルネスの視点から検討してみましょう。

想像してみてください。南アフリカの草原に、草を食べているシマウマの群れがいます。そこにライオンが姿を現し、シマウマの後をつけていきます。シマウマは、ライオンに気がついた瞬間、即座に走って逃げだします。動物にも人間と同じように神経生物学的プロセスがそなわっており、そのなかには危機に直面したとき活発に働くものがあります。危険を察知した瞬間、心拍数が急上昇し、シマウマは走りだすのです。

私は、実際に確かめることはできませんでしたが、シマウマは自分が逃げるために冷酷な手段を使うこともある、と聞いたことがあります。前を走っているシマウマがライオンにつかまれば自分は生き延びられると本能的に判断して、前のシマウマの尾を噛んで遅らせたり、つまずかせたりするようです。これが事実かどうかはともかく、シマウマは自分の身を守ることだけに必死になるのです。

ライオンはシマウマを一頭捕らえ、殺して食べます。その瞬間、生き残ったすべてのシマウマはほっとして落ち着きます。脅威は過ぎ去りました。ライオンは食べるときにしか、他の動物を殺しません。ですから獲物を食べているときは、シマウマにとって、もはや能動的脅威ではなくなります。それで、シマウマは自分の一番やりたいこと――草を食べることを楽しむのです。

でも、人間はそうではありません。シマウマと違って人間は生まれながらにして思考し、概念化する、すばらしく発達した大脳新皮質をもっています。ただ、そのすばらしさの副作用として、不幸なことに危機的状況が過ぎ去ったあとでもずっと、危険や脅威、他のストレッサーについて考えたり妄想したりするのです。

もしシマウマが人間なら、いまこういうふうに考えているかもしれません。「ふう、よかった。なんとか逃れられた。でも、ああ、見ろ、かわいそうなやつ。ライオンに食われている。なんてことだ。食われている！　ひどい。あのシマウマのこと、あまり知らなかったな……。でも、群れのシマウマを全部知ることなんてできないよ。あいつはいいやつだったようだ。ほんとうに。なのに、ライオンに食われている！　つまずかせるべきではなかったのか……。でも、あいつをつまずかせなかったら、あいつがおれをつまずかせていただろう。おれが食われていた。あいつはそうしたにちがいない……。これからどうしよう。ここにはいられない、ライオンがいるから。ライオンは獲物を食べているときは襲いかかってこない。でも——ライオンだ！　あーおしい……。ここの草はうまいのに。水分が多くてみずみずしい。でもここにはいられない、ライオンがいるから！　ここの草が食べられないなら、どこで食べよう？　ほかの平原の草は、ここの草ほどうまくない……。でもダメだ、ここにはいられない、ライオンがいる。食われたのはおれだったかもしれない。あのシマウマのように、あそこでつまずいていたら——おれが食われていた！　ああ、恐ろしい。おれがやられていただろう！　ここにはいられない……。でも、ここにいられないならどこへ行けばいいのか？　ライオンはどこまでも追ってくる。どうしよう……」

このように、最初にストレスを引き起こした要因が過ぎ去ったあとでも、思考や妄想し、役に立たないことをずっと考え続けるのです。

さらに、シマウマが脅威に反応するのとほぼ同じように、人間の生体は思考や妄想に反応します。それで「戦うか、逃げるか、すくむか」のシステムが起動し続けるのです。シマウマは能動的脅威が過ぎ去ったら、落ち着きます。一方、人間はその出来事について頭のなかで考え、妄想しますから、そのぶんストレスが長引くのです。

そこで、マインドフルネスを少しでも実践すると、そのような役に立たない思考をあるがままに観察できるようになります。「思考は絶対的な事実ではなく、たんなる思考や妄想、感情にすぎない」と観察することができ、それによって思考から一歩下がることができるのです。

ストレスに対処する三つの方法⑥

想像してください。夜の九時半、家族とくつろいでいるときに同僚から電話がかかってきました。二人で取り組んでいる案件について話があるようで、非難がましい口調で怒鳴っています。自分なら午後七時以降は仕事仲間に電話をかけたりしません。でも、この同僚はおかまいなしに話し続けるため、だんだん腹が立ってきます。

電話が切れたあとも、家族と過ごす時間が妨げられたことに腹が立ち、怒りはおさまりません。強引に割り込んできた電話についてあれこれ考えます。このようにして、ストレスがずっと続いていくのです。

一方、このような出来事が生じたとき、マインドフルネス・コースに参加した人のほとんどが、「ストレスにならなかった」と報告します。「厄介な電話がかかってきたとき、以前なら何時間も腹を立てていたが、いまはほんの数分、いや数秒しか煩わされなくなり、いやな感情に巻き込まれることがなくなった」と。

では、なぜストレスにならなかったのでしょうか？

意識しているかどうかは別にして、ストレスに対処するために次の三つの手段のいずれかを実践しているからです。

（1）処理する「内容」を変える

ストレスを引き起こしたり長引かせたりする状況を変える最もシンプルな一番目の方法は、心の「内容」を変えることです。ストレスが生じたり長引いたりしないよう、心を意識的に「いま経験していること」に向けます。そうすることで、心の「内容」を変えることができるのです。

たとえば、厄介な電話がかかってきて怒りがおさまらないときには、注意を意識的に「呼吸が出入りする感覚」に向け、しばらくそこにとどまります。この比較的中立的な呼吸に注意を向けることで、感情的に考え続ける負のループから抜け出ることができ、それでストレスを続かせる燃料が消えていくのです。

（2）処理する「過程」を変える

二番目の方法は、データを処理するプロセスや注意の向け方を変えることです。一番目の方法では、心の「内容」を変えました。二番目の方法では、思考や感情をどのように処理するのか、その「過程」を変えます。

厄介な電話がかかってきたとき、自動的に嫌悪反応をして自己を見失うのではなく、そのとき生じた不快な感情を、関心や好奇心をもって「経験の対象」として受け入れ、意識的に注意を向けるのです。

（3）「見方」を変える

三番目の方法は、処理するデータへの「見方」を変えることです。

厄介な電話がかかってきたとき、「あの人の話し方には腹が立つ」という見方から、「いま、一時的に、不快な思考や感情が生じている」という見方に変えるのです。これは、「思考や感情は一時的なものにすぎない」と見る方法です。思考も感情も、生まれては過ぎ去っていくものです。そうした現象に巻き込まれずに、生まれてくるものをただ観察するのです。

この三つの方法のいずれかを使えば、マインドフルになり、目覚めることができるでしょう。そこで、処理する「内容」や「過程」、「見方」を意識的に変えたければ、いま起きていることをそのまま知る必要があります。マインドフルネスの練習は、「メタ認知」を強めます。メタ認知とは、瞬間瞬間経験していることを直接知る能力のことです。

理解③ 役に立たない思考パターン

「第一週」では、心には意識下で働いている自動思考がたくさんあり、そのなかにはまったく役に立たないものもある、ということについて述べました。自動思考は、不安やうつ、ストレスを抱えているときにとくに起こりやすくなるのです。

そこで、そのような自動思考を認識し、「気づく」ことによって、心は解放され、選択肢が広がります。思考から離れたり、そのまま受けとめて理解したり、あるいは、思考を現実ではなく「一時的なもの」として見られるようになるのです。

「第一週」で紹介した「役に立たない自動思考」をふり返りましょう。このリストに、あなたにとって気になる項目を新たに加えてもよいでしょう。

・心の読みすぎ

「あの人は私のことをばかで、退屈で、つまらないと思っているにちがいない」というように、よく調べることなく心を読みすぎること。

・先読み

「きっと楽しくないだろう」と未来を決めつけること。

・マイナス化思考

「失敗するにちがいない」とネガティブに考えること。

・絶対化

「いつも無理だから、今回も絶対に無理」と考えること。

・完璧主義

「私／人は絶対に間違いをしてはならない」と考えること。

実践① 思考への対処法

・過度の一般化

「これは困難だ——ゆえに、どんなことも困難だ」と考えること。

・批判主義

「できなかった——いまひとつだった」などと批判すること。

・自分を責める

うまくいかなかったとき、いつも自分のせいにすること。

・他人を非難する

うまくいかなかったとき、いつも他人のせいにすること。

呼吸空間法を実践してもまだ困難な思考に煩わされているなら、次のことをおこなってください。

・考えなければならないと思わずに、思考が生じて過ぎ去っていくのを観察する。

・思考を事実としてではなく、現象として観察する。

思考は感情といっしょに生じることが多く、私たちは思考や感情を固定的な事実だと考える傾向があります。しかし、それが事実かどうかを判断し、どのように対応するかを決めるのは、自分なのです。

・思考を書きとめる。

紙に書くと、感情的になったり思考に打ちのめされたりすることなく、思考を観察することができます。紙に書いている時間が、思考を観察する時間を与えてくれるのです。

・とくに困難な思考については、しばらくたってから心が落ち着き、受け入れられる状態になったとき――座って瞑想しているときなど――意識的にもう一度観察し直すとよいでしょう。理性を使って観察してください。

宿題① ホームワーク（1）

（1）毎日四〇分間、瞑想をしましょう。（呼吸・呼吸と体・音と思考のマインドフルネス瞑想）

（2）毎日三回、「三分間呼吸空間法」をおこなってください。思いついたときでもよいですし、毎日行く場所や日課のなかから三つ選び、それをするときに実践してもよいでしょう。（例：朝目覚めたとき、夜寝る前、毎日定期的に見るテレビ番組の前、食事の前、最初に車やバス・電車に乗ったとき、デスクに座ったときなど）

（3）瞑想中でも日常生活でも、思考にどのように関わっているのかに気づいてください。

宿題② ホームワーク（2）

（1）毎日二〇分間、瞑想をしましょう。（呼吸・呼吸と体のマインドフルネス瞑想）
（2）毎日三回、「三分間呼吸空間法」をおこなってください。思いついたときでもよいですし、毎日行く場所や日課のなかから三つ選び、それをするときに実践してもよいでしょう。
（例：朝目覚めたとき、夜寝る前、毎日定期的に見るテレビ番組の前、食事の前、最初に車やバス・電車に乗ったとき、デスクに座ったときなど）
（3）瞑想中でも日常生活でも、思考にどのように関わっているのかに気づいてください。

第七週　自分を大切に

ここまで、よい状態で一日を過ごすために積極的におこなえることがたくさんあるということがおわかりになったと思います。移りゆく一瞬一瞬を、もう少しマインドフルでいることで、本当に必要なことを、賢く判断できるようになっていることに、すでに気づいたかもしれません。次々にわき起こる思考、感情、感覚、衝動といった現象を明確に感じとり、そこから得たデータを、賢明に判断できるようになるのです。

現象が変化していることに気づくなら、「心」を管理しやすくなります。これによって「体」も大切にできるのです。

心身をよりよい状態に保つ最も簡単な方法のひとつに、毎日定期的に運動することがあります。早足でのウォーキング、水泳、ジョギング、ジムに通う、ヨーガ、ピラティス、太極拳、マインドフル・ストレッチなど、定期的に運動することです。

「第四週」でご説明した「消耗ファンネル」をおぼえているでしょうか。ストレスや困難を抱えると、私たちは感情を抑圧し、心身を元気にする活動（消耗ファンネルの左側の活動）をやめていきます。元気にする活動をしなくなると、だんだん燃え尽き症候群に陥り、ストレスがたまっていきます。私たちはときどき――いや、頻繁かもしれませんが――自分を大切にしていません。大切にするどころか、邪険に扱うことさえあるのです。

でも、そうすべきではありません。コースのこの段階までには、マインドフルネスの「価値判断を入れない」という意味を深く感じとれているとよいのですが――。本書の「はじめに」で、「価値判断」という言葉の意味についてお話しました。価値判断を入れているとき、私たちは批判や非難をしたり、誹謗したり、否定的で、不快で、不平を言い、対象を見くだし、軽蔑する傾向があります。一番批判したがるのは、たいてい自分自身です。

一方、「マインドフルでいる」とは、自分をきつく批判するのをやめることです。また、批判している自分を受け入れ、そのままにしておく、という意味もあります。自分に対して、厳しくしたり無視したりするのではなく、あたたかい思いやりをもって受け入れるのです。マインドフルネスの指導者、クリスティーナ・フェルドマン（Christina Feldman）はこのように述べています[1]。

マインドフルネスとは、心がからっぽや無関心といった状態のことではありません。本物のマインドフルネスには、あたたかさや思いやり、対象に対する関心が働いています。この〝関心をもって注意を向ける〟という光に照らしてみれば、嫌うものも恐れるものもなく……理解することだけがある、ということがわかるでしょう。マインドフルネスの本質は、関わることです。関心があるところに、注意がおのずと働くのです。

マインドフルになるにつれ、経験に対して自己批判的な解釈に走ることなく、経験をそのままにしておくことができるようになるでしょう。それだけでなく、励みになる言葉を自分にかけることもできます。きつい自己批判を、役に立つ優しい励ましに入れ替えるのです。「大丈夫、できるよ。自分ならできる。なしとげられる」というように。

人はたいてい他人のことはそれほど気にしませんが、自分に対しては何か超人的な能力を期待する傾向があります。しかし、誰だって欲や怒り、苦しみ、悲しみを抱えている弱い人間です。それが人というものです。日常生活のなかでは、穏やかなときもあれば、きついときもあるのです。

そこで、マインドフルネスを実践することで、私たちは好ましい状況を楽しむだけでなく、困難な状況も受け入れ、思いやりをもって、起きている経験にマインドフルにとどまることが身についていきます。また、マインドフルに舵をとり、よりよい選択をし、望ましい結果へと向かいながらも、「いま・ここ」にあるものをそのままにしておけるスキルが身についていくのです。

逸話① もし、変わる必要がないなら？（2）

もし、変わる必要がないなら？

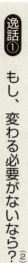

もし、もっと思いやりがあり、もっと今を生き、
もっと愛情深く、もっと賢い人へと、変わる必要がないなら？
これは、限りなくもっとよくなろうとするあなたの人生に、
どのように影響を与えるのだろう？

もし、ただあるがままでいるだけなら？
優しさ、思いやり、充ち足りて生きるという
心の本質を、ただひらかせ、
精いっぱい、いまここに在るだけだとしたら？

もし、「なりたい自分になれないのはなぜだろう」ではなく、
「ほんとうの自分になりたがらないのはなぜだろう」
と問いかけるなら？
あなたが身につけようとしていることは、
変わるだろうか？

もし、ほんとうの自分になることが、

けんめいに努力したり、頑張ったりではなく、
人や、場所や、あたたかい励ましに
気づいて受け入れることでなれるのだとしたら？
今日一日、どのように過ごすのだろう？

もし、世界に美しさを創りだそうとする衝動が
心の深いところからあらわれて、
ただそれに注意を向け、待つたびに
みちびかれるのだと知ったなら？

それは、あなたの静寂や行動、そして
あらわれては消えるままにまかせようという衝動に
したがおうとするあなたの気持ちを
どのようにかたちづくるのだろう？

——オーリア・マウンテン・ドリーマー

呼吸空間法と行動の選択

この八週間のコースで最も重要な実践のひとつは、「三分間呼吸空間法」です。何か問題が起きたとき、この呼吸空間法をおこなうと効果があるでしょう。ただ、これだけでは困難に十分対処できないこともあります。そこで、困難な状況のなか、呼吸空間法をおこなったあとに、「自分を大切にするための行動」をすることが必要だと感じるかもしれません。そのように感じたら、呼吸空間法をしたあとすぐにふだんの生活に戻るのではなく、少し立ち止まり、「いま自分に一番必要なことは何か？　どうすれば自分を一番大切にできるだろうか？」と問いかけてみてください。

次の行動をすると役に立つかもしれません。

（１）心地よいことをする
（２）充実感・達成感・制御感を味わえることをする
（３）マインドフルに行動する

（1）心地よいことをする

〈例〉

（身体をいたわる）

・あたたかいお風呂に入る

・仮眠をとる

・やましいと考えずに好きなものを食べる

・あたたかい好きな飲み物を飲む

（楽しい活動をする）

・散歩する——ひとりでも、友人や犬とでもよい

・友人を訪ねる

・趣味を楽しむ

・ガーデニングをする

・運動する——ほんの一〇分間だけでもよい

・友人に電話をする

・親しい人といっしょに過ごす

・料理をする

・買い物に行く
・おもしろく、興味があり、元気の出るテレビ番組を見る
・喜びが得られる本を読む
・気分がよくなる音楽を聴く

楽しいことをしようとするとき、水を差す思考が浮かんでくるかもしれません。浮かんできたら、その思考に気づいてください。内なる厳しい批判の声は、そのようなことをしてもどうせ楽しめないとか、楽しんではいけない、あるいはもっと楽しむべきだとささやくでしょう。このとき、そうした厳しい批判に対して、「ああ、また妨げている。でも妨げられる必要はない――そのまま放っておこう」と受け流すとよいでしょう。

(2) 充実感・達成感・制御感を味わえることをする

〈例〉
・家事をする
・戸棚や引きだしを整理する
・メールをチェックする
・日常の仕事をする

・請求書の支払いをする
・先延ばしにしていることをする
・運動をする

高い理想を抱いたり、「いま考えていることではなく、別のことを考えるべきだ」と思ったりすることもあるでしょう。そのときはその思考に気づいてください。そのような思考があると、達成感を味わいにくくなります。また、「もっと上手に、もっと速く、もっと手際よくすべきだ」という考えもわき起こってくるかもしれません。そうした思考にも気づいてください。どのような思考にも気づき、そのままにしておくのです。

困難な課題に直面しているときには、その課題を小さなステップに分けて、一度にひとつのことだけ取り組むとよいでしょう。こうして、小さな達成感や充実感を味わっていくのです。

（3）マインドフルに行動する

ストレスや困難に直面しているときには、きまって悩みにとらわれがちです。過去の出来事を何度も思い返したり、なぜそのように感じるのかを知ろうとしたり、未来のことをあれこれ心配したりするものです。こうなるのは、結局「いま・ここにしっかり注意を向けていない」からです。思考にとらわれ、いま起きていることに集中していません。元気になる行動ではなく、消耗する行動をしているのです。

そこで、思考や感情に心を奪われていることに気づいたらすぐ、意図的に「いま・ここ」に注意を向けてください。ひとつひとつの行動に、注意を向けるのです。歩いているときには足が床に触れている感覚に気づき、電気をつけるときには指先の微細な感覚に気づきます。また、いま空や雲はどのような色をしているのか、ということにも気づいてください。このようにして「いま・ここ」にいるのです。

思考や感情が強ければ強いほど、「いま・ここ」にいることがむずかしくなるでしょう。でも、練習することで、瞬間瞬間「いま・ここ」にいる能力がしっかり育っていくのです。

心を開いてください。リスト上のどの行動を選んでも、それを「試す」つもりで行動するのです。こんなことをしても意味がないなどと、先入観をもたないようにしてください。その行動が自分を大切にするかどうかということに、心を開いておくのです。

また、偏った自分の好みの行動だけに限定せず、行動の範囲を広げましょう。新しい行動を試してみるのもおもしろいものです。でも、奇跡を期待しないように。たった一度何か新しい行動をしただけで、劇的に変化させようとよけいな期待やプレッシャーをかけることは、現実的ではありません。プレッシャーをかけると、心はもとの「消耗する癖」にすぐに戻ってしまうのです。

自分を大切にし、自分と周りの世界に対してマインドフルになればなるほど、賢明な選択をし、行動することができるでしょう。

参考① ストレスと、思いやりへの影響

一九七〇年、二人の心理学者が聖書の「善きサマリア人の話」に影響を受けて、ある実験をおこないました。聖書にはこのようなたとえ話があります。[3]

ある人が追いはぎに襲われて身ぐるみはがされ、道路脇に倒れています。そこに神殿で神に仕える祭司やレビ人が通りかかりました。しかし、二人とも傷ついて倒れている同胞を助けずに通りすぎていったのです。その後、ひとりのサマリア人――当時宗教的に嫌悪されていた人――が通りかかりました。彼はその負傷者を助けました。傷に香油を塗り、包帯を巻き、ロバに乗せて宿に連れていき、夜中、看病しました。翌朝、宿の人にこの負傷者の介抱を頼み、その費用を置いて、去っていったのです。

心理学者の推測によると、このたとえ話が意味するのは、助けが必要な人がいたときに、

宗教思想や倫理思想をもつ人は、そのような思想をもたない人に比べて、助ける傾向があるとは言えないということ、さらに、急いでいる人は急いでいない人よりも助ける可能性が少ないということです。

二人の心理学者はこの推測を検証するために、プリンストン神学校の学生四〇人を集めて実験しました。半分の学生には「善きサマリア人」のたとえ話をし、それに基づいた談話をするように言い、残りの半分には、神学生の雇用の見通しについて話すように言いました。

その後全員に、近くにある別の建物で談話をするよう指示しました。一部の学生には、会場で聴講者が待っているから急ぐように言い、それ以外の学生には、まだ数分ほど余裕があるけれどそろそろ行ったほうがいい、と伝えました。

会場に行く途中には、ボロ服を着た男性がぐったりして頭を垂れ、目を閉じ、動かずに座っています。これは意図的に仕掛けたことです。男性は助けを必要としているかもしれませんし、酒に酔って危険な可能性もあります。この実験でも、聖書のたとえ話とほぼ同じように、学生が通りかかったとき男性は咳を二回して呻き声をあげました。

実験の結果は、心理学者が推測したようなものでした。神学生のうち六〇パーセントが、助けずに通りすぎていきました。「善きサマリア人」について談話をしにいく神学生は、あまり高度ではない雇用のテーマを与えられた神学生と同様、立ち止まらない傾向がありました。さらにそのなかには、急ぐあまり、男性をとび越えていった者もいたのです。

立ち止まって助けたのは、会場に急ぐように指示されたグループでは一〇パーセント、数分ほどなら時間があると言われたグループでは六三パーセントでした。

この実験で示されたのは、助けるかどうかを決めるのは、神学生の思想や信念、性格ではなく、「急いでいるかどうか」だけだということです。ストレスを感じ、急いでいるときには、他人を助ける傾向が低いのです。

参考② 「マインドフルネス」と「思いやり」

もうひとつ、「他者を助けるかどうかに関する瞑想トレーニングの効果」についての研究が、最近おこなわれました。[4] この実験の被験者を三つのグループに分け、二つのグループに八週間の瞑想をおこないます。ひとつのグループにはマインドフルネスストレス低減法（MBSR）を、もうひとつのグループには思いやりを育てる瞑想をおこないます。そして、残りのグループには瞑想をおこないませんでした。

コースの終了後、被験者にさまざまな認知検査を実施しました。このとき被験者には、瞑想から得られる集中力や記憶力などの効果を検査すると思わせておき、実は本当の実験の目的は、思いやりをもって人を助けるかどうかを調べることでした。

ＭＢＳＲや思いやりのコースが終わったあと、被験者は認知検査を受けるために待合室に入ります。そこには席が三席あり、二席にはすでに人が座っています。被験者は、この二人が実験関係者であることを知りません。あいている席に座って待っていると、松葉杖をついた女性（三人目の実験関係者）が歩いてきました。痛そうに顔をすくめ、椅子のそばで立ち止まり、携帯電話を見て、皆に聞こえるように不快なため息を大げさにつき、壁にもたれかかりました。二人の実験関係者は座ったまま席を譲る気配はなく、これが二分間続きました。被験者は松葉杖の女性に席を譲るでしょうか？

結果は、明らかな違いが見られました。ＭＢＳＲでも思いやりでも、瞑想した人はしてない人よりも五倍、松葉杖の女性に席を譲ることが示されたのです。これは大きな効果です。八週間の瞑想トレーニングによって、他者への思いやりと気づかいが大きく高まることが示されたのです。

実践① ストレスのサインと行動計画

私たちはストレスに気づくことなく、いつのまにかストレスを抱えています。ストレスにさいなまれているときには、「ああ、人生はなんてたいへんなんだ」と考えるものです。しかし、それはストレスを抱えている状態から人生を見ているのであって、人生全体を正しく見ているのではありません。狭い視点から見ているにすぎないのです。

一度このことが理解できたら、ストレスを一時的な感覚として認識することがいかに役立つかということがわかるでしょう。これによって、ストレスが生じたとき「ああ、ストレスだ。でもずっと続くわけではない。人生全体ではない」と見られるようになります。ストレスに押しつぶされるのではなく、あるがままに理解することで、ストレスに対して何か手を打つことができるのです。

では、どうすればストレスに気づけるのでしょうか？　あなたにとって「ストレスのサイン」は何でしょうか？

（1）あなたにとって手がかりとなる「ストレスのサイン」をリストアップしてください。

〈例〉つめ込みすぎている、強迫感が続く、頭痛がする、いらいらする、夜遅くまで起きている、眠れない、先延ばしにする、唇をぎゅっと結ぶ、胃が痛い、など。

では、あなたにとってのストレスのサインを紙に書いてください。これによってサインに気づきやすくなり、ストレスを軽減する行動がとれるでしょう。

ストレスがあるときには、行動がやめられず、行動を続けてしまうものです。行動のなかにはストレスをやわらげるものもあれば、長引かせるものもあります。言い換えると、ストレスを感じたときにする行動のなかには、役に立つものもあれば、役に立たないものもあるということです。このことが理解できると、ストレスのサインに気づいたとき、賢明な選択をすることができるでしょう。
また、同じ行動でも、そのときの動機が「接近」なのか「回避」なのかによって、役に立ったり役に立たなかったりもします。心を見つめてみれば、心がどちらの状態にあるのかがわかるでしょう。
次に、ストレスがかかっているときにあなたが行動しがちな「役に立つ行動」と「役に立たない行動」のリストをつくりましょう。

（2）あなたがつい行動してしまう「役に立たない行動」をリストアップしてください。

〈例〉食べすぎる、十分な量を食べない、コーヒーやアルコール・鎮痛剤でストレスをやわらげる、役に立たないことをつぶやく、回避する、強引にものごとを押し進める、だらだらテレビを見る、チョコレートを食べすぎる、など。

では、あなたにとっての「役に立たない行動リスト」をつくってください。そうすれば、ついやってしまう役に立たない行動を防ぐことができるでしょう。

（3）あなたの経験から、効果があると知っている「役に立つ行動」をリストアップしてください。

〈例〉心が和んだり元気になったりするお気に入りの音楽を聴く、軽く運動をする、アウトドアで過ごす、テレビを消すか見る番組を選ぶ、友人と話す、あたたかいお風呂に入る、家のなかをきれいに片づける、チョコレートを少しだけ食べる、など。

では、あなたにとっての「役に立つ行動リスト」をつくってください。日常生活のなかでストレスを感じたとき、まず「三分間呼吸空間法」をおこない、その後、リスト上の行動を何かひとつおこなってください。ほんの二、三分でも外の空気を吸い、軽く散歩するだけで、効果があるでしょう。

実践② 「元気になる行動」と「消耗する行動」

移りゆく一瞬一瞬、一時間一時間、一年一年のなかで私たちがおこなう行動は、心身の幸福や、困難に対応する能力に、深く影響を与えています。

平日、一日のなかでたいていおこなっている行動を書きだしてください。

〈例〉起床する、お茶を飲む、瞑想する、子どもを起こす、弁当をつくる、朝食をとる、子どもを学校に送りだす、バス停まで歩く……など。

その後、次の三つのことをできるだけ正直に問いかけてみましょう。

・このリストのなかで、どの行動をすれば元気になるか？　心が活発になり、穏やかになり、集中できるか？　ただなんとなく過ごすのではなく、「いまに生きる」感覚が高まるか？　当てはまるものにプラス（＋）を付けてください。

・このリストのなかで、どの行動をすれば元気がなくなるか？　心が落ち込み、消耗し、緊張し、混乱するか？　「いまに生きる」感覚を失わせ、ただなんとなく過ごしている感覚にさせるものはどれか？　当てはまるものにマイナス（－）を付けてください。

・中立の行動はどれか？　元気になることも落ち込むこともなく、たんに日課としておこなう行動はどれか？　当てはまるものにスラッシュ（／）を付けてください。

人生には、簡単には変えられない側面もあります。それを受け入れつつ、次のことを考えてみましょう。

「心が元気になる行動」に時間とエネルギーを費やすよう、意識的に行動を選択するにはどうすればよいか？

「心を消耗させる行動」に時間とエネルギーを費やさないようにするには、どうすればよいか？

「中立的な行動」を前向きな行動——元気がでる行動と楽しい行動、またはどちらか——に変えることはできるか？

最後に、心を消耗させる行動に対して、別のアプローチで取り組むことができないか？　たとえそれが不快でつまらないことに感じたとしても、価値判断を入れたり、なければいいのにと思ったりせず、その感覚と十分いっしょにいられるかどうか？　マインドフルにレーズンを食べたときのような好奇心をもって、その感覚に注意を向けてみてください。

宿題①　ホームワーク（1）

（1）この八週間のコースが修了したあとも、少なくとも一か月間はマインドフルネスを実践するようにしましょう。そこでまず、どの実践が自分に最も合っているのかを考えましょう。これからの五週間（八週間コースの最終週と終了後の一か月間）、フォーマルな実践（座る瞑想・動きの瞑想・ボディスキャン瞑想など）のなかから日常生活で定期的に取り組みたいものを選んでください。

（2）「三分間呼吸空間法」を一日三回、あらかじめ決めた時間に実践しましょう。

（3）（2）の時間以外に、不快な思考や感情に気づいたときはいつでも「三分間呼吸空間法」で不快感に対処し、その後「役に立つ行動」をおこなってください。

（4）あなたにとっての「ストレスのサイン」をリストアップしましょう。（実践①「ストレスのサインと行動計画」参照）

・次に、ストレスがかかっているとき、どのような行動をする傾向があるのかを書きだしてください。そのなかで「役に立つ行動」と「役に立たない行動」をチェックしましょう。

・その後、ストレスのサインに気づいたとき、どの行動をやめ、どの行動をするのかの「行動計画」をいくつか考え、そなえておきましょう。

（5）実践②の「元気になる行動」と「消耗する行動」のガイダンスにそって「日々の行動リスト」を作成し、実践してください。何か効果が感じられるでしょうか？　たとえちょっとした効果でも、それは心身の幸福にはっきり変化をもたらすでしょう。

宿題② ホームワーク（2）

（1）この八週間のコースが修了したあとも、少なくとも一か月間はマインドフルネスを実践するようにしましょう。そこでまず、どの実践が自分に最も合っているのかを考えましょう。これからの五週間（八週間コースの最終週と終了後の一か月間）、フォーマルな実践（座る瞑想・動きの瞑想・ボディスキャン瞑想など）のなかから日常生活で定期的に取り組みたいものを選んでください。

（2）「三分間呼吸空間法」を一日三回、あらかじめ決めた時間に実践しましょう。

（3）（2）の時間以外に、不快な思考や感情に気づいたときはいつでも「三分間呼吸空間法」で不快感に対処し、その後「役に立つ行動」をおこなってください。

（4）あなたにとっての「ストレスのサイン」をリストアップしましょう。（実践①「ストレスのサインと行動計画」参照）

・次に、ストレスがかかっているとき、どのような行動をする傾向があるのかを書きだしてください。そのなかで「役に立つ行動」と「役に立たない行動」をチェックしましょう。
・その後、ストレスのサインに気づいたとき、どの行動をやめ、どの行動をするのかの「行動計画」をいくつか考え、そなえておきましょう。

（5）実践②の「元気になる行動」と「消耗する行動」のガイダンスにそって「日々の行動リスト」を作成し、実践してください。何か効果が感じられるでしょうか？　たとえちょっとした効果でも、それは心身の幸福にはっきり変化をもたらすでしょう。

第八週　「いま・ここ」への気づき

受容、そして変容へ

コースが終わりに近づいてきました。コースをとおして何度もくり返し、気づくことのメリット、受容することのメリット、「マインドレスに反応する」のではなく「マインドフルに対応する」ことのメリットについて述べてきました。どのような状況であれ、マインドフルに受け入れる気持ちさえあれば、よい変化をもたらす有益な行動ができるのです。

でも、状況のなかには非常に困難で、変えられないものもあります。解決できそうにない問題が起こったとき、私たちは問題をなんとかしようと頑張り続けたり、問題を受け入れられないまま見込みのないことをしようとしがちです。それで疲れきり、無力感やストレス、落ち込みに陥ってしまうのです。

このようなとき、意識的に「いま・ここ」に注意を向け、マインドフルになることで、心が落ち着き、制御感を保つことができます。起きている状況を別のものに変えようとせず、できるだけ「状況」と「状況に対する自分の反応」に思いやりを向け、あるがままに受け入れるのです。

ジョン・カバットジンはこのように述べています。

「波を止めることはできないが、波に乗ることは学べる」[1]

重要なのは、「変えられるもの」と「変えられないもの」を区別することです。

マインドフルに日々を過ごす

マインドフルネスの練習には、フォーマルな練習とインフォーマルな練習があります。座る瞑想、ボディスキャン瞑想、ヨーガ（マインドフル・ストレッチ）などのフォーマルな実践は、私たちの内面を大きく改善する重要な実践です。実践したぶん、よい効果が得られるでしょう。「実践した時間」と「その結果として得られる心身の幸福」とのあいだには、明らかに関連があるのです。[2]

一方、日常生活のなかでおこなうインフォーマルな実践にも意味があります。本コースでおこなったマインドフルに食べる・歩く・食器を洗う・歯を磨くなどのインフォーマルな実践には、フォーマルな実践から得られるような大きな改善は期待できません。でも、生き方が豊かになるのです。

フォーマルな実践とインフォーマルな実践とのあいだには、明らかに相関関係があります。フォーマルな実践に定期的に取り組んでいると、日常おこなっているたくさんの小さな行為に気づき、楽しめるようになります。一方、食事や天気、人、周りの世界に気づき、楽しみながら十分生きていると、フォーマルな実践に取り組みやすくなります。このようにして、一日をとおしてマインドフルでいることができるのです。

マインドフルネスの指導者ラリー・ローゼンバーグ（Larry Rosenberg）は、一日をとおしてマインドフルネスを実践するために、次の五つの簡単なステップを提案しています。(3)

（1）できるだけ一度にひとつのことだけをする

（2）いまおこなっていることに、十分注意を向ける

（3）注意がそれたら、注意を戻す

（4）（3）を何度もくり返す

（5）心がどこにそれたかを観察する

理解① 職場でのマインドフルネス

「インフォーマルな実践」の範囲には限りがありません。気づきを向ける対象に、制限はなく、日々の生活のどのようなことも対象になるのです。といっても、はじめはどのように実

践すればよいのかとまどうかもしれません。ここに、職場でできそうなマインドフルネスの実践リスト(4)がありますので、ご紹介しましょう。次のリストを参考にし、いくつか試してみてください。あなたの性格や職場の環境に合わせて、項目を実践したり変更したりしてください。

(1) 朝起きたとき、少し時間をとって周りの世界に気づきましょう。体がベッドに触れている感覚、部屋の明るさ、部屋の中と外から聞こえてくる音などに気づいてください。呼吸に注意を向け、今日一日にそなえましょう。

(2) 朝起きてお茶やコーヒーを飲むなら、それをマインドフルネスを実践する機会にします。意識を自分に向け、一、二分間、カップのあたたかさ、飲み物の香り、味などを感じてみましょう。窓の外を見つめ、自然の音や町のざわめきにも気づいてください——きっと周りの世界も目覚めているでしょう。

(3) 朝、フォーマルな実践（座る瞑想やボディスキャン瞑想など）をしたら、一、二分間、その結果を味わってください。たとえ心があまり落ち着かなかったとしても、実践する前よりも心は「いま」にとどまり、注意深くなっているでしょう。

（4）バス停や駅まで歩くとき、マインドフルに歩きましょう。スマートフォンのような通信機器はオフにして、一歩一歩、歩くことを楽しんでください。足の裏が地面に触れる感覚、脚や腰が動く感覚などを感じてみましょう。呼吸の状態にも気づいてください。また、気づきの範囲を広げ、周りの世界も眺めましょう。心が過去のことや未来のことを考えだし、今日しなければならない仕事に心を奪われたりしたなら、少し時間をとって気持ちを新たにし、心をととのえます。そして、「いま足の裏が地面に触れている感覚、脚や腰が動いている感覚などに注意を向けてもいい」ということを思い起こしましょう。

（5）車で出勤する場合には、呼吸と体のつながりを感じながら車に乗ります。心をととのえ、職場までマインドフルに運転しましょう。

（6）運転しているとき、ときどき体を確認し、緊張していないかどうかに気づいてください。ハンドルを握る手がかたくなっていないか、肩が丸くなっていないか、胃は締めつけられていないか、というように。もし緊張していることに気づいたら、その部分に注意を向けて呼吸してください。緊張がほぐれていくでしょう。緊張していては、よい運転はできません。

（7）音楽やラジオは聴かず、変化している思考、感情、身体感覚に気づきながら、自分とともにいてください。変化している外の世界にも、注意を向けましょう。現在の瞬間にとどまり、心が過去や未来にさまよったときにはただそれに気づき、座って運転している感覚に注意を静かに戻すのです。

（8）制限速度を守るか、それより少し速度を落として走るとどのように感じるでしょうか？落ち着いて運転できるかもしれません。高速道路なら低速車線を走るとどのように感じるでしょうか？

（9）バスや電車で通勤する場合には、行きも帰りも少しのあいだ自分自身に注意を向けてください。新聞を読むことも、仕事をすることもしません。ｉＰｏｄやスマートフォン、携帯電話の電源は切っておきましょう。呼吸を観察して、心を落ち着かせてください。通勤時間をマインドフルネスを実践するための貴重な時間にするのです。

（10）職場で駐車するときには、玄関から離れたところに車をとめ、マインドフルに歩きながら会社に入りましょう。

(11) バスや電車の場合には、ひとつ手前の駅や停留所で降り、職場までマインドフルに歩いてもよいでしょう。歩く行為自体が体によいことは明らかですし、自分に注意を向けるよい機会にもなります。マインドフルに歩くことを楽しんでください。

(12) 職場の近くまで来たら、一、二分間、今日一日をどのように過ごすかということに意識を向けましょう。

(13) 仕事中、ときどき体に注意を向けましょう。緊張を感じているなら、それに気づき、その部分に注意を向けて呼吸をします。緊張がほぐれていくでしょう。

(14) 休憩中は新聞を読んだりインターネットを見たりせずに、十分休憩をとりましょう。パソコンから離れ、できれば外に出て近くを散歩してください。

(15) 昼食時も、デスクや仕事場から離れるとよいでしょう。できればスマートフォンや携帯電話の電源を切り、外の新鮮な空気を吸ってリラックスしてください。同僚と昼食をとる場合には、仕事以外のことについて話すようにしましょう。

(16) 週に一度か二度は何も話さず、マインドフルに食事をしましょう。いつもよりゆっくり食べ、味や触感を楽しみ、このようにして自分とともにいるのです。

(17) 仕事中、マインドフルでいることを思いだす合図を見つけてください。たとえば、電話の呼びだし音が鳴る音を、「いま・ここ」に戻る合図として使うことができます。電話に出る前に心を少し落ち着かせ、もう二、三回ベルが鳴ってから出るようにしましょう。

(18) 仕事が終わったら、帰宅する前に一日の仕事をふり返りましょう。今日終えた仕事を確認し、明日すべき仕事のリストをつくって、できれば書きとめます。今日はこれで十分でしょう。

(19) 職場を出て自宅に戻るまでの移動のあいだは、マインドフルに歩くか、マインドフルに車を運転します。あわてないようにしてください。

(20) 玄関に着いたら、家庭に戻ることを意識し、仕事モードから家庭モードに切り替えます。

(21) 家に入ったら、まず服を着替えるとよいでしょう。着替えると、自然に家庭モードに切り替わるものです。家族ひとりひとりの目を見ながら「ただいま」と声をかけ、家族とのつながりを築いてください。その後、五分か一〇分くらい静かにいます。

ひとり暮らしの場合には、自宅の静かな空間に入ると気分がどのように変わるのか、自分の環境に戻っていくとき感覚がどのように変わるのかを感じてみてください。

職場でマインドフルでいられるよう、この二一の項目を参考にしながら、あなた自身のやり方を見つけてください。毎日インフォーマルなマインドフルネスをいくつかおこない、習慣にすることで、日々の生活の質や感じ方が大きく変わっていきます。毎日ほんの数分の実践が、生活全体の質を大きく変えるのです。

日々、マインドフルに生きていると、人生はより豊かに、より深くなっていくでしょう。

継続しよう!

マインドフルネスを定期的に実践することの効果が理解できたいま、八週間のコースが修了したあとも、なるべく継続するようにしましょう。あなたにとって、どの実践をすると効果が感じられますか、それを見つけてください。また、必要なときはいつでも「三分間呼吸空間法」をおこなってください。

ここに、日常生活のなかでマインドフルネスの習慣を築くのに役立つヒントがありますのでご紹介しましょう。

・日課にする

現在の生活に、瞑想を日課として組み入れられるなら、そうしてください。皆さんは毎日、歯を磨くべきか、シャワーを浴びるべきか、といったことは考えずにおこなっているでしょう。同じように、瞑想が日課になれば、あまり考えずにできるようになるのです。

・時間を決める

日課にするためには、毎日だいたい同じ時間に実践することが大切です。試しながら、どの時間が自分にとって最も効果を発揮するのかを見いだし、その時間を守って実践してください。

・場所を決める

毎日、同じ場所で実践することも役に立ちます。できれば自宅で定期的に実践できる空間を確保してください。二、三平方メートルの小さな空間があれば十分です。そこに花を飾ったり、瞑想用の道具（クッションやタイマーなど）を置いたりするとよいでしょう。

最後に、瞑想は決して台なしにならないということをおぼえておいてください。たとえ数日間や数週間、あるいは数か月や数年間、瞑想しなかったとしても——いつでもまた戻ることができます。座って目を閉じ、呼吸に意識を向け、ただ「いま・ここ」にいるのです。あなたが戻ってくるのを待っていました。これまでと同じように、新鮮です。

継続してください！　皆さまの幸せを心より願っております。

資料

マインドフルネス・トレーニングを深めたい方へ

本書のウェブサイト www.8weekmindfulness.com には、マインドフルネス・トレーニングをさらに深めたい方のために、さまざまなリンクや情報が掲載されています。著者と同僚によるイギリスでの「一般向けマインドフルネス・コース」の詳細は www.mbsr.co.uk を、「組織向けのマインドフルネス・コース」は www.mindfulness-works.com をご参照ください。

現在、MBSRのコースは世界中で数多く開かれています。コースを探すとき、イギリスではビー・マインドフルのウェブサイト www.bemindful.co.uk を、アメリカではマサチューセッツ大学メディカルスクール・マインドフルネスセンターのウェブサイト www.umassmed.

edu/cfm を参考にするとよいでしょう。グーグルなどインターネットで検索するのもひとつの方法ですが、コースに参加する場合には講師の資格を確認するとよいかもしれません。

マインドフルネス講師養成コースも、世界の国々で開かれています。バンガー大学心理学部のマインドフルネス研究実践センターでは、マインドフルネス・アプローチの修士号を取得することができます。また、定期的に七日間の講師養成リトリートもおこなっています。詳細はウェブサイト www.bangor.ac.uk/ をご参照ください。

マインドフルネス・コースの講師になりたい方は、まず自分がマインドフルネスとそのやり方を学び、自分自身を訓練しなければなりません。継続して実践し、次に示す「マインドフルネス・コースの指導のための実践ガイドライン（Good Practice Guidance for Teaching Mindfulness-Based Courses）」に従うとよいでしょう。

マインドフルネス・コースの指導のための実践ガイドライン

ここに一例として、二〇一〇年一月にＵＫネットワークが作成した「マインドフルネスに基づくティーチャートレーナー（Mindfulness-Based Teacher Trainers）」のガイドラインがありますので、ご参照ください。

A　トレーニング開始前の準備、または関連する経験

（1）臨床診療、教育、社会における専門的な資格を有する。あるいは同等の人生経験がある。
（2）集団または個人への指導、治療、その他の医療提供の経験を含め、マインドフルネス・アプローチの対象者についての知識がある。
（3）（MBCTの場合）根拠に基づいた治療法の使用を含む、専門的なメンタルヘルスのトレーニングを受けている。

B　基礎トレーニング

（1）指導法を身につけようとするマインドフルネスのコースに参加し、そのカリキュラムに慣れ親しむ。
（2）毎日マインドフルネス瞑想を実践し、マインドフルネスを深く経験する。瞑想にはマインドフルネス・プログラムの三つの主要な実践——ボディスキャン瞑想・座る瞑想・動きの瞑想（さらにBreathworks《ブレスワークス》プラグラムにおける思いやりの瞑想など重要な瞑想）がある。

C　講師トレーニング

（1）綿密で徹底したマインドフルネスの講師養成プログラム、またはスーパーバイザーのもとで最低一二か月間以上のトレーニングを修了する。

（2）自分が関わっている環境における倫理の枠組みに対する意識を高める。

（3）自分のトレーニングや経験に対する限界・境界への気づきと認識を高める。

（4）以下のことを含め、経験豊かなマインドフルネスの講師（一人以上）と定期的にスーパビジョンを受ける。

a　個人のマインドフルネスの実践、およびマインドフルネスのティーチング・セッションに関する個人のプロセスをふり返り、検討する機会をもつ。

b　録画したビデオでの検討、ティーチング・セッションでのスーパーバイザーによる監督、共同指導をとおして、経験豊かなマインドフルネスの講師から定期的にフィードバックを受ける。また、ふり返りのセッションに参加する。

（5）講師のもとでおこなわれるマインドフルネスのリトリート（合宿）に参加する。

D　実践を継続するために

（1）毎日のフォーマルな実践とインフォーマルな実践、そしてリトリートへの参加をとおして、個人の実践を継続する。
（2）マインドフルネスの実践者と継続的に交流し、経験を分かち合い、協力して学び合うための環境をつくり、維持する。
（3）右記のC―（4）を含む経験豊かなマインドフルネスの講師（一人以上）から定期的にスーパービジョンを受けることを継続する。
（4）ティーチング・セッションの録画ビデオでのふり返り、講師との交流、マインドフルネスに関する文献を定期的に読むなど、ふり返りを継続的におこなう。
（5）マインドフルネス・アプローチの指導のスキルと理解を磨くために、さらなるトレーニングをおこなう。
（6）マインドフルネス・アプローチの最新のエビデンスをつねに知っておく。
（7）自分の環境における適切な倫理的枠組みを継続して守る。

（参考文献）

・Begley, S. *Train Your Mind, Change Your Brain: How a New Science Reveals Our Extraordinary Potential to Transform Ourselves*, New York, Ballantine Books, 2007.
シャロン・ベグリー『「脳」を変える「心」　ダライ・ラマと脳学者たちによる心と脳についての対話』茂木健一郎訳、バジリコ、二〇一〇年

・Burch, V., and D. Penman. *Mindfulness for Health: A Practical Guide to Relieving Pain, Reducing Stress and Restoring Well- being*, London, Piatkus, 2013.

・Crane, R. *Mindfulness-Based Cognitive Therapy*, London and New York, Routledge, 2008.
レベッカ・クレーン『30のキーポイントで学ぶ　マインドフルネス認知療法入門　理論と実践』家接哲次訳、創元社、二〇一〇年

・Germer, C. *The Mindful Path to Self-Compassion*, London and New York, Guilford Press, 2009.

・Gilbert, P. *The Compassionate Mind*, London, Constable, 2010.

・Hanson, R., and R. Mendius. *Buddha's Brain: The Practical Neuro-science of*

Happiness, Love, and Wisdom, Oakland, CA, New Harbinger Publications, 2009.
リック・ハンソン、リチャード・メンディウス『ブッダの脳　心と脳を変え人生を変える実践的瞑想の科学』菅靖彦訳、草思社、二〇一一年

・Heaversedge, J., and E. Halliwell. *The Mindful Manifesto*: *How Doing Less and Noticing More Can Help Us Thrive in a Stressed-Out World*, London, Hay House, 2012.

・Kabat-Zinn, J. *Coming to Our Senses*: *Healing Ourselves and the World through Mindfulness*, London, Piatkus, 2005.

・Kabat-Zinn, J. *Full Catastrophe Living*: *How to Cope with Stress, Pain and Illness Using Mindfulness Meditation*, 2nd ed., London, Piatkus, 2013.
ジョン・カバットジン『マインドフルネスストレス低減法』春木豊訳、北大路書房、二〇〇七年

・Kabat-Zinn, J. *Wherever You Go, There You Are*: *Mindfulness Meditation for Everyday Life*, London, Piatkus, 2004.
ジョン・カバットジン『マインドフルネスを始めたいあなたへ　毎日の生活でできる瞑想』田中麻里、松丸さとみ訳、星和書店、二〇一二年

・Segal, Z.V., J.M.G. Williams and J.D. Teasdale. *Mindfulness-Based Cognitive*

Therapy for Depression: A New Approach to Preventing Relapse, 2nd ed., London, Guilford Press, 2012.
Z・V・シーガル、J・M・G・ウィリアムズ、J・D・ティーズデール『マインドフルネス認知療法――うつを予防する新しいアプローチ』越川房子監訳、北大路書房、二〇〇七年

・Siegel, D.J. *The Mindful Brain: Reflection and Attunement in the Cultivation of Well-Being*, New York, W.W. Norton, 2007.
ダニエル・J・シーゲル、『しあわせ育児の脳科学』森内薫訳、早川書房、二〇一二年

・Teasdale, J., M. Williams and Z. Segal. *The Mindful Way Work-book: An 8-Week Program to Free Yourself from Depression and Emotional Distress*, London, Guilford Press, 2013.

・Wax, R. Sane. *New World: Taming the Mind*, London, Hodder & Stoughton, 2013.

・Williams, M., and D. Penman. *Mindfulness: A Practical Guide to Finding Peace in a Frantic World*, London, Piatkus, 2011.
マーク・ウィリアムズ、ダニー・ペンマン『自分でできるマインドフルネス　安らぎへと導かれる8週間のプログラム』佐渡充洋、大野裕監訳、創元社、二〇一六年

・Williams, M., J. Teasdale, Z. Segal and J. Kabat-Zinn. *The Mindful Way through*

Depression: Freeing Yourself from Chronic Unhappiness, London and New York, Guilford Press, 2007.
マーク・ウィリアムズ、ジョン・ティーズデール、ジンデル・シーガル、ジョン・カバットジン『うつのためのマインドフルネス実践　慢性的な不幸感からの解放』越川房子、黒澤麻美訳、二〇一二年

(注)

(はじめに)

(1) Jon Kabat-Zinn, *Wherever You Go, There You Are: Mindfulness Meditation for Everyday Life*, London, Piatkus, 2004, p. 4. ジョン・カバットジン『マインドフルネスを始めたいあなたへ　毎日の生活でできる瞑想』田中麻里、松丸さとみ訳、星和書店、二〇一二年

(2) P.C. Almond, *The British Discovery of Buddhism*, Cambridge, Cambridge University Press, 1988.

(3) Jon Kabat-Zinn, 'Some reflections on the origins of MBSR, skilful means, and the trouble with maps', Contemporary Buddhism, vol. 12/1 (2011), pp. 281–306.

(4) 一九九三年、ビル・モイヤーズによるＰＢＳテレビ番組でのコメント。YouTube にて 'Healing and the Mind' で検索すると視聴できる（英語）。後に書籍化。B. Moyers, *Healing and the Mind*, New York, Broadway Books, 1993. ビル・モイヤーズ『こころと治癒力――心身医療最前線』小野義邦訳、草思社、一九九四年

(5) Jon Kabat-Zinn, 'No blueprint, just love', Mindful magazine, February 2014, p.36.

(6) J. Kabat-Zinn et al., 'Influence of a mindfulness meditation-based stress reduction intervention on rates of skin clearing in patients with moderate to severe psoriasis undergoing phototherapy (UVB) and photochemotherapy (PUVA)', Psychosomatic Medicine, vol. 60/5 (1998), pp.625–32.

(7) S. Begley, *Train Your Mind, Change Your Brain: How a New Science Reveals Our Extraordinary*

Potential to Transform Ourselves, New York, Ballantine Books, 2007. シャロン・ベグリー『「脳」を変える「心」　ダライ・ラマと脳学者たちによる心と脳についての対話』茂木健一郎訳、バジリコ、二〇一〇年

（8）Z. V. Segal et al., *Mindfulness-Based Cognitive Therapy for Depression: A New Approach to Preventing Relapse*, 2nd ed., London, Guilford Press, 2012.　Z・V・シーガル、J・M・G・ウィリアムズ、J・D・ティーズデール『マインドフルネス認知療法——うつを予防する新しいアプローチ』越川房子監訳、北大路書房、二〇〇七年

（9）Z. V. Segal et al., *Mindfulness-Based Cognitive Therapy for Depression: A New Approach to Preventing Relapse*, 2nd ed., London, Guilford Press, 2012.　Z・V・シーガル、J・M・G・ウィリアムズ、J・D・ティーズデール『マインドフルネス認知療法——うつを予防する新しいアプローチ』越川房子監訳、北大路書房、二〇〇七年

（10）Z. V. Segal et al., *Mindfulness-Based Cognitive Therapy for Depression: A New Approach to Preventing Relapse*, 2nd ed., London, Guilford Press, 2012.　Z・V・シーガル、J・M・G・ウィリアムズ、J・D・ティーズデール『マインドフルネス認知療法——うつを予防する新しいアプローチ』越川房子監訳、北大路書房、二〇〇七年

（11）Z. V. Segal et al., *Mindfulness-Based Cognitive Therapy for Depression: A New Approach to Preventing Relapse*, 2nd ed., London, Guilford Press, 2012. pp.33–4.　Z・V・シーガル、J・M・G・ウィリアムズ、J・D・ティーズデール『マインドフルネス認知療法——うつを予防する新しいアプローチ』越川房子監訳、北大路書房、二〇〇七年より引用。

(12) J. Kabat-Zinn, *Full Catastrophe Living: How to Cope with Stress, Pain and Illness Using Mindfulness Meditation*, 2nd ed., London, Piatkus, 2013. p.66. ジョン・カバットジン『マインドフルネスストレス低減法』春木豊訳、北大路書房、二〇〇七年より引用。

(13) Z. V. Segal et al., *Mindfulness-Based Cognitive Therapy for Depression: A New Approach to Preventing Relapse*, 2nd ed., London, Guilford Press, 2012. Z・V・シーガル、J・M・G・ウィリアムズ、J・D・ティーズデール『マインドフルネス認知療法――うつを予防する新しいアプローチ』越川房子監訳、北大路書房、二〇〇七年

(14) J. Piet and E. Hougaard, 'The effect of mindfulness-based cognitive therapy for prevention of relapse in recurrent major depressive disorder: a systematic review and meta-analysis', Clinical Psychology Review, vol.31/6 (2011), pp. 1032–40.

(15) www.bangor.ac.uk/mindfulness.

(16) M. Chaskalson, *The Mindful Work place*, Oxford, Wiley-Blackwell, 2011.

(17) http://exmpls.ie.edu を参照。

(18) The Treatment and Management of Depression in Adults (2009), a partial update of NICE clinical guideline 23, retrieved 6 September 2013 from www.nice.org.uk/nicemedia/pdf/cg90niceguideline.pdf.

(19) マインドフルネス研究論文の一覧は www.mindfulexperience.org を参照。エビデンスの系統的レビューは A. Chiesa and A. Serretti, 'A systematic review of neurobiological and clinical features of mindfulness meditations', Psychological Medicine, vol. 40/8 (2010), pp. 1239–52. を参照。

(20) www.livingmindfully.co.uk/downloads/Mindfulness_Report.pdf. を参照。
(21) B.K. Hölzel et al., 'Mindfulness practice leads to increases in regional brain gray matter density', Psychiatry Research: Neuro-imaging, vol. 191/1 (2011), pp. 36–43.
(22) S.W. Lazar et al., 'Meditation experience is associated with increased cortical thickness', Neuroreport, vol.16/17 (2005), pp.1893–7.
(23) See J.J. Cresswell et al., 'Neural correlates of dispositional mindfulness during affect labeling', Psychosomatic Medicine, vol. 69 (2007), pp. 560–65.
(24) R. J. Davidson et al., 'Alterations in brain and immune function produced by mindfulness meditation', Psycho-somatic Medicine, vol. 65 (2003), pp. 564–70.
(25) A.P. Jha et al., 'Examining the protective effects of mindfulness training on working memory capacity and affective experience', Emotion, vol. 10/1 (2010), pp.54–64.
(26) http://mindfulnessinschools.org を参照。
(27) https://www.bangor.ac.uk/mindfulness/education を参照。
(28) マインドフルネス神経科学の優れた研究者 Amishi Jha の YouTube ビデオを見てこの質問を思いついた。
(29) www.nyrr.org/about-us/marathon-history を参照。
(30) www.tcsnycmarathon.org を参照。

（第一週）

（一）W. Schneider and R.M. Shiffrin, ‘Controlled and automatic human information processing: detection, search, and attention’, Psychological Review, vol. 84/1 (1977), pp.1–66.

（二）http://www.telegraph.co.uk/sport/tennis/novakdjokovic/10149230/Novak-Djokovic-taps-into-the-power-of-Buddha-for-inner-peace-during-Wimbledon-2013.html

（三）このエクササイズを紹介してくれた同僚キアラン・ソーンダースに感謝する。

（四）J. Joyce, *The Dubliners*, London, Penguin Modern Classics, 2000. ジェイムズ・ジョイス『ダブリナーズ』柳瀬尚紀訳、新潮文庫、二〇〇九年

（第二週）

（一）このリストの出典はS. Shapiro and L. Carlson, *The Art and Science of Mindfulness: Integrating Mindfulness into Psychology and the Helping Professions*, Washington, DC, American Psychological Association, 2008.

（第三週）

（一）F. Strack et al., ‘Inhibiting and facilitating conditions of the human smile: a nonobtrusive test of the facial feedback hypothesis’, Journal of Personality and Social Psychology, vol. 54/5 (1988), pp. 768–77.

（二）H.P. van der Ploeg et al., ‘Sitting time and all-cause mortality risk in 222,497 Australian adults’,

Archives of Internal Medicine, vol. 172/6 (2012), pp. 494–500.

(3) S. Begley, *Train Your Mind, Change Your Brain: How a New Science Reveals Our Extraordinary Potential to Transform Ourselves*, New York, Ballantine Books, 2007. シャロン・ベグリー『「脳」を変える「心」 ダライ・ラマと脳学者たちによる心と脳についての対話』茂木健一郎訳、バジリコ、二〇一〇年

(4) R. J. Davidson et al., 'Alterations in brain and immune function produced by mindfulness meditation', Psychosomatic Medicine, vol.65 (2003), pp.564–70.

(5) http://events.nytimes.com/2003/09/14/magazine/14BUDDHISM.html を参照。

(6) J.A. Gray,'A critique of Eysenck's theory of personality', in A Model for Personality, ed. H.J. Eysenck, Berlin, Springer-Verlag, 1981 pp. 246–76.

(7) A. Norenzayan and A.F. Shariff, 'The origin and evolution of religious prosociality', Science, vol.332 (2008), pp. 58–62.

(8) R. Hanson and R. Mendius, *Buddha's Brain: The Practical Neuroscience of Happiness, Love, and Wisdom*, Oakland, CA, New Harbinger Publications, 2009. リック・ハンソン、リチャード・メンディウス『ブッダの脳 心と脳を変え人生を変える実践的瞑想の科学』菅靖彦訳、草思社、二〇一一年

(9) S.D. Preston and F.B.M. de Waal, 'Empathy: its ultimate and proximate bases', Behavioral and Brain Sciences, vol. 25 (2002), pp. 1–72.

(10) T. Singer et al., 'Empathy for pain involves the affective but not sensory components of pain',

Science, vol. 303 (2004), pp. 1157–62.
(11) T. Singer, 'The neuronal basis and ontogeny of empathy and mind reading: review of literature and implications for future research', Neuroscience and Biobehavioral Reviews, vol. 30 (2006), pp. 855–63.
(12) D.J. Siegel, *The Mindful Brain: Reflection and Attunement in the Cultivation of Well-Being*, New York, W.W. Norton, 2007. ダニエル・J・シーゲル『しあわせ育児の脳科学』森内薫訳、早川書房、二〇一二年
(13) www.normanfarb.com/research
(14) N.A. Farb et al., 'Attending to the present: mindfulness meditation reveals distinct neural modes of self-reference', SCAN, vol. 2 (2007), pp. 313–22.

(第四週)

(1) A survey of the US population in 1973: Bruskin Associates, cited in Spectra, vol. 9/6 (1973), p. 4.

(第五週)

(1) Coleman Barks & John Moyne, *The Essential Rumi, The Guest House*, Harper One, 2004.
(2) J. Goldstein, *Insight Meditation: The Practice of Freedom*, Boston, Shambhala, 2003, p. 39.
(3) J.D. Teasdale and M. Chaskalson, 'How does mindfulness transform suffering? I: the nature

and origins of dukkha', Contemporary Buddhism, vol. 12/1 (2011), pp. 89–102.

（第六週）

（1）Z. V. Segal et al., *Mindfulness-Based Cognitive Therapy for Depression: A New Approach to Preventing Relapse*, 2nd ed., London, Guilford Press, 2012. p.299.　Z・V・シーガル、J・M・G・ウィリアムズ、J・D・ティーズデール『マインドフルネス認知療法――うつを予防する新しいアプローチ』越川房子監訳、北大路書房、二〇〇七年

（2）Z. V. Segal et al., *Mindfulness-Based Cognitive Therapy for Depression: A New Approach to Preventing Relapse*, 2nd ed., London, Guilford Press, 2012. Z・V・シーガル、J・M・G・ウィリアムズ、J・D・ティーズデール『マインドフルネス認知療法――うつを予防する新しいアプローチ』越川房子監訳、北大路書房、二〇〇七年

（3）J. Kabat-Zinn, *Full Catastrophe Living: How to Cope with Stress, Pain and Illness Using Mindfulness Meditation*, 2nd ed., London, Piatkus, 2013, pp. 66–68. ジョン・カバットジン『マインドフルネスストレス低減法』春木豊訳、北大路書房、二〇〇七年より引用。

（4）Valerie Cox, *in A 3rd Serving of Chicken Soup for the Soul: 101 More Stories to Open the Heart and Rekindle the Spirit*, ed. J. Canfield and M. V. Hansen, HCI, Florida, 1996, p.199. ジャック・キャンフィールド、マーク・ビクター・ハンセン『こころのチキンスープ３――愛を見つめる死を見つめる』酒井洋子訳、ダイヤモンド社、一九九六年

（5）J. Goldstein, *Insight Meditation: The Practice of Freedom*, Boston, Shambhala, 2003.

（６）J.D. Teasdale and M. Chaskalson, 'How does mindfulness transform suffering? II: the transformation of dukkha', Contemporary Buddhism, vol. 12/1 (2011), pp.103–24.

（第七週）

（１）C. Feldman, *The Buddhist Path to Simplicity: Spiritual Practice for Everyday Life*, London, Thorsons, p.173.
（２）Oriah Mountain Dreamer, *from the prelude to The Dance*, New York, HarperCollins, 2001.
（３）J.M. Darley and C.D. Batson, 'From Jerusalem to Jericho: a study of situational and dispositional variables in helping behavior', Journal of Personality and Social Psychology, vol. 27 (1973), pp. 100–108.
（４）P. Condon et al., 'Meditation increases compassionate responses to suffering', Psychological Science, vol. 24 (2013), pp. 2125–7.

（第八週）

（１）J. Kabat-Zinn, *Wherever You Go, There You Are: Mindfulness Meditation for Everyday Life*, London, Piatkus, 2004, p.30. ジョン・カバットジン『マインドフルネスを始めたいあなたへ　毎日の生活でできる瞑想』田中麻里、松丸さとみ訳、星和書店、二〇一二年
（２）J. Carmody and R.A. Baer, 'Relationships between mindfulness practice and levels of mindfulness, medical and psychological symptoms and well-being in a Mindfulness-Based Stress Reduction

program', Journal of Behavioural Medicine, vol. 31 (2008), pp. 23–33.

(3) L. Rosenberg, *Breath by Breath: The Liberating Practice of Insight Meditation*, Boston, Shambhala, 1998, pp. 168–70. ラリー・ローゼンバーグ『呼吸による癒し――実践ヴィパッサナー瞑想』井上ウィマラ訳、春秋社、二〇〇一年

(4) S.F. Santorelli, 'Mindfulness and mastery in the workplace', in *Engaged Buddhist Reader*, ed. A. Kotler, Berkeley, Parallax Press, 1996, pp. 39–45.

訳者あとがき

心身の不安やストレスがやわらぎ、脳の機能や構造まで変わるほどの効果が示されているマインドフルネス。その実践法は驚くほどシンプルで、誰もが取り組めるものです。本書には、マインドフルネスを高めるための八週間のプログラムが、理論と実践の両面からわかりやすく紹介されています。

マインドフルネスとは、価値判断を入れず、いまこの瞬間の経験にあるがままに気づき、目覚めることです。私たちはほとんどの時間を、過去の出来事に悩み、未来のことを心配し、思考にとらわれ、縛られて過ごしているため、いまこの瞬間を充実して生きることができません。そのような思考の束縛を解き放ち、ありのままの現実に目を開き、「いま・ここ」に立ち返らせてくれるのが、マインドフルネスです。いまこの瞬間に気づくことによって、私たちは瞬間瞬間、満ち足りて生きることができるのです。

思いやりを育てることも、マインドフルネスの大切なトレーニングのひとつです。日常生活ではうまくいかないこともあれば失敗することもあるものです。そうしたとき、自分を激しく責めたり批判したりするのではなく、状況を優しく受け入れ、あるがままに見つめられるよう、心を育てていきます。自分に対して思いやりを向けられるようになると、他者に対しても思いやりを向けられるようになります。その結果、不安もストレスも減っていくことが、研究で示されています。

マインドフルネスはもともと二五〇〇年以上もの伝統を持つ仏教の実践法に由来しています。著者マイケル・チャスカルソンは、学生時代に仏教に出会い、その後、瞑想を医療に取り入れたマインドフルネス認知療法（ＭＢＣＴ）の有効性を見出し、マインドフルネス臨床応用の修士号を取得します。このとき、幸運にもＭＢＣＴ開発者のリーダー、ジョン・ティーズデールと出会います。ティーズデールもＭＢＣＴを開発する以前から、仏教や瞑想を実践していました。

マインドフルネスを実践することで、悩みやストレスは軽減していきます。さらに、心の苦しみを解き放つためには、仏教が教えている四つの真理（四聖諦）――苦しみと、苦しみの原因と、苦しみの消滅と、苦しみを滅する方法――を理解し、実践することが欠かせません。二人は四聖諦の重要性を理解したうえで、マインドフルネス・プログラムの研究を進めていき、うつ病など特定の症状だけでなく、誰もが抱える心の苦しみを、より具体的に、効果的に軽減するほうへとプログラムを調整していきました。

本書には、ストレスやいらだち、不安などさまざまな苦しみをやわらげ、日々穏やかに、新鮮に、充実感を味わいながら過ごせるようになるための、八週間のプログラムが紹介されています。

自分の心と体、そして周りの世界に対して優しい眼差しを向け、あるがままの現実に向き合い、受け入れ、理解することによって幸せへと導いてくれるマインドフルネス。本書をお読みくださった皆さまが、少しでも過去や未来へのとらわれから離れ、「いま・ここ」に気づき、心身のやすらぎを味わっていただけたなら、訳者としてこれほど嬉しいことはありません。

最後になりましたが、春秋社の神田明会長、澤畑吉和社長、佐藤清靖編集長をはじめ、編集の労をおとりくださいました豊嶋悠吾氏、そしてお世話になりましたすべての方々に、心より厚く御礼申し上げます。

二〇一六年一〇月

出村佳子

【著　者】

マイケル・チャスカルソン　Michael Chaskalson

英国バンガー大学心理学部マインドフルネス研究実践センター修士課程プログラムの講師を長年務め、現在、同大学名誉講師。40年にわたるマインドフルネスの実践経験と、最新の神経科学研究の知見を活かし、英国国民健康保険（NHS）、行政機関、IT企業、銀行、報道機関、グローバル企業、世界トップクラスのビジネススクールなど、幅広い分野の人々に、マインドフルネスの指導をおこなっている。マインドフルネス臨床応用の修士号取得。英国ケンブリッジ在住。

主な著書にThe Mindful Workplace、J・D・ティーズデールとの共著How does mindfulness transform suffering? I, II “Mindfulness: Diverse Perspectives on its Meaning, Origins and Applications (Chapter 6, 7)”、ジェレミー・ハンターとの共著Making the Mindful Leaderほか、仏教書もある。

【訳　者】

出村佳子　Yoshiko Demura

翻訳家。石川県生まれ。訳書に『マインドフルネス――気づきの瞑想』『マインドフルネスを越えて――集中と気づきの正しい実践』『8マインドフル・ステップス――ブッダが教えた幸せの実践』『親と子どものためのマインドフルネス――1日3分！「くらべない子育て」でクリエイティブな脳とこころを育てる（CD付）』『アチャン・チャー法話集 第1巻　戒律』（以上サンガ）などがある。

Originally published in the English language by
HarperCollinsPublishers Ltd under the title
MINDFULNESS IN EIGHT WEEKS: The Revolutionary 8 Week Plan to Clear Your Mind and Calm Your Life
Text © Michael Chaskalson 2014
Illustrations © Nicolette Caven
This edition published by arrangement with
HarperCollinsPublishers Ltd, London through
Tuttle-Mori Agency, Inc., Tokyo

今日からはじめるマインドフルネス
——心と身体を調《ととの》える8週間プログラム

2016年11月20日　第1刷発行

著　者————マイケル・チャスカルソン
訳　者————出村佳子
発行者————澤畑吉和
発行所————株式会社 春秋社
〒101-0021　東京都千代田区外神田2-18-6
電話　03-3255-9611
振替　00180-6-24861
http://www.shunjusha.co.jp/
印刷・製本——萩原印刷 株式会社
装　幀————河村　誠

ISBN 978-4-393-36539-7
定価はカバー等に表示してあります